암을 극복하는 식품!

야채 스프의 효능

하야시 데루하끼 지음
조동찬 역자

도서
출판 청 연

머리말

모든 질병을 이기게 만드는 신비한 야채 스프

　오늘 날 '웰빙'이 이 시대의 최고 화두이다. 웰빙이란 한 마디로 무병장수(無病長壽)를 의미하는 것이다. 그런데 이 것은 매우 오래 전부터 인간이 염원해오던 최고의 가치이자 보편적인 목표였다. 그래서 오래 전에 중국의 진시왕은 불로초를 구하기 위해 많은 신하들을 전국 각지에 보낸 것이다.

　그런데 요즘 난 특히 사람들의 관심사가 되고 급기야 웰빙시대라는 말까지 생기게 된 것은 생활의 여유가 생기면서 삶의 질을 높이기 위해 건강을 찾는 과정에 일어난 현상이라고 생각한다.

　여하튼 웰빙의 시대에 무엇보다도 사람들의 관심과 이목을 끄는 것은 건강식품이다. 그리하여 여러 가지 건강식품과 보조약품들이 수시로 쏟아져 나오고 있다.

　필자는 일본에서 서양의학을 공부했고, 한국에서 동양의학, 즉 한학을 공부했다. 그러는 과정에 무엇보다도 식이요법이 병을 고치는데 중요하며, 병을 이겨낼 수 있는 건강한 몸을 만드

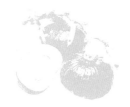

는 데는 야채 스프가 가장 좋은 '약' 임을 깨달았다. 이것은 탁상 이론이 아니라 많은 환자들이 실제 경험한 것에 바탕을 두고 있다.

야채 스프는 우리 인체에 없어서는 안 될 기본영양소로 갖추어진 야채들을 섭취하기 좋고, 효과를 극대화할 수 있는 스프라는 형태로 만들어진 탕제이다.

따라서 야채 스프에는 암은 물론 각종 질병을 이길 수 있는 요소들이 골고루 갖추어져있다.

또한 스프 형태로 만들어졌기 때문에 차나 커피를 마시듯이 옆에 두고 언제나 마실 수 있는 편리한 형태로 이루어졌다는 점도 야채 스프의 장점이라고 할 수 있다.

본서에서 야채스프를 만드는 방법을 위시해서 그 효과와 원리 등을 자세히 설명했다. 또한 야채스프를 복용하여 여러 가지 병을 고친 사람들의 체험담도 기록했다.

아무쪼록 독자들이 본서를 통해서 신비한 야채스프의 효능을 깨달아 야채스프를 통해서 더욱 건강한 삶을 이어나가기를 빌어 마지 않는다.

하야시 데루하게

C·O·N·T·E·N·T·S

C·O·N·T·E·N·T·S

1 신비한 야채 스프의 효능

야채 스프에 의한 건강법은
인간의 자연적인 치료를 높이고,
질병을 이겨내는 몸을 만들기 위해서는
가장 좋은 건강법이다.

1 서양의학과 한방에서 본 야채 스프의 효과

최근 수년간 일본을 위시해서 전 세계적으로 야채 스프에 의한 건강법이 확산되고 있다.

'암이 치료되었다', '백발이 검은 머리로 바뀌었다', '알레르기성 비염이 사라졌다' '고혈압, 당뇨병 등에 효과가 있다' 는 등 야채 스프의 효과가 입에서 입으로 전파되면서 사회적으로 큰 반응을 얻고 있다.

야채 스프에 의한 건강법은 인간의 자연적인 치료를 높이고, 질병을 이겨내는 몸을 만들기 위해서는 가장 좋은 건강법이다.

그러나 서양의학과 한방을 동시에 공부한 필자의 입장에서 볼 때, 이 야채 스프만을 어떤 병도 고치는 절대적인 치료법으로 생각하는 것은 문제가 있다고 본다.

왜냐하면 질병에는 여러 가지 원인과 병의 증세가 있기

마련이다. 또한 인종이나 기후, 음식물의 차이 등에 따라 사람의 체질에 차이가 있는 법이며, 이 기본 스프만으로 모든 질병에 대응하는 것은 불가능하다고 본다. 따라서 질병 종류에 따른 야채 스프의 처방과 치료방법을 연구하지 않으면 안 된다.

기본적으로 야채 스프는 인체에 대단히 좋은 것이고, 일반적으로 우리 체질에 맞는 것임에는 틀림없다. 그러나 개개인의 체질과 질병에 따른 치료방법을 찾지 않으면 크게 효과를 기대할 수 없다.

왜냐하면 제각기 안고 있는 질병의 종류가 다르고 연령과 사는 지역도 다르기 때문이다. 즉 북쪽 지방의 사람들은 염분의 섭취량이 많고, 해변에서는 어패류를 많이 먹는다. 따라서 제각기 지역 특성에 따른 저방방법과 저빙진을 연구해 나가야 한다고 생각한다. 이 세상에는 지역, 연령, 인종의 차별 없이 모든 병에 통하는 만병통치약은 없기 때문이다.

기본적으로 야채스프는 우리 인체에 좋은 것이고 우리 체질에 맞는 것임에는 틀림없다.

2 몸의 면역성을 높여주는 야채 스프

필자가 권하는 야채 스프의 기본은 잎이 달린 무, 당근, 생강, 연근, 양배추, 율무 등 6가지의 야채를 3배 정도의 물로 1~2시간 정도 끓이고, 그 스프를 차 대신 마시는 것을 의미한다. 이 기초 재료 외에 오이나 샐러리, 부추, 호박 등 10여종의 야채를 질병의 종류와 체질에 맞게 첨가해서 배합한다. 왜냐하면 야채 스프는 현대인에게 부족한 영양소를 스프라는 형태로 먹음으로서 몸의 면역성을 높여나간다는 것을 의미하기 때문이다.

이런 의미에서 야채 스프는 훌륭한 한방약이라고노 할 수 있다. 이해하기 쉽게 야채를 사용해서 달인 약이 곧 야채 스프라고 생각하면 된다.

굳이 스프를 만들어서 먹지 말고, 먹기 좋은 대로 굽거나 볶거나 해서 먹어도 상관이 없고 오히려 영양은 더 섭취할 수 있지 않는가 하고 생각하는 독자가 있을 것이다.

물론 어떤 형태로든지 먹으면 된다. 그러나 문제는 야채 스프를 만들기 위해 사용되는 야채의 양을 다른 방법으로 먹는다면 그 양이 상당히 많아서 다 먹지 못할 것이다. 또 먹기 위해 맛을 내지 않으면 안 되므로 결과적으로 염분 및 조미료의 과다 섭취가 될 수도 있다.

우리 동양 사람들은 원래 염분 섭취를 많이 하고 있는 편이다. 즉 하루에 평균 10g 이상의 염분을 취하고 있다. 적정량은 아닐지라도 8g를 권장하고 있는데, 원래 인간에 게 적정한 염분 섭취량은 0.5g에서 1.3g 정도에 지나지 않는다.

야채 스프는 기본적으로 맛을 내고 먹지 않는 것이 좋은 데, 굳이 맛을 내야 한다면 신맛을 내어서 먹는 것이 좋다. 우리는 식사 중에 반찬으로 초간장이나 식초를 사용해서 먹는 경우가 많은데, 이것은 염분의 과다섭취를 막기 위한 우리 선조들의 지혜에서 나왔다고 할 수 있다. 요리에 소금을 넣을 때는 가능한 천연 소금을 사용하기를 바란다.

야채 스프를 만들기 위해 사용한 야채의 양을 다른 방법으로 먹는다면 그 양이 많아서 다 먹지 못할 것이다.

3 영양섭취가 쉬운 끓여서 먹기

스프를 권하는 이유의 또 하나는 야채를 끓여 우려냄으로써 영양가 높아지고, 또 끓여서 먹는 것이 날것으로 먹는 것보다 영양을 섭취하기가 쉽기 때문이다.

야채는 생으로 먹어야 몸에 좋다는 신앙이 뿌리 깊게 확산되어있는데, 사실 야채는 날것으로 먹으면 상당한 부분이 흡수되지 않고 변으로 배설되고 만다.

생야채는 열심히 씹어도 야채의 섬유질은 좀처럼 파괴되지 않아 속에 들어있는 영양소가 흡수되지 않는다. 그러나 이 섬유질은 약간 끓여도 파괴되어 세포 속에 들어있는 영양소가 국물 속에 녹아나게 된다. 따라서 중요한 부분, 즉 필요한 부분을 스프로 끄집어 낼 수 있는 것이다.

물론 영양분 중에 비타민 C처럼 열에 약한 비타민도 있고, 비타민 A, D, E, K처럼 기름에 녹는 비타민도 있으므로, 모든 영양분이 스프에 녹아나오는 것은 아니다. 그러나 야채를 전체적으로 스프로 해서 먹는 것이 날것으로 먹는 것보다 훨씬 많은 영양소를 섭취할 수 있다.

우리는 된장국이나 냄비요리 등으로 야채 스프에 가까운 것을 일상적으로 이용하고 있기는 하지만, 거기에 들어가는 야채의 종류는 대부분 먹는 사람의 기호에 좌우되므로 영양을 생각해 볼 때 어느 한 쪽으로 치우치게 되는 가능성이 있다. 냄비요리 등은 비교적 밸런스가 좋은 편인데, 그래도 매일 섭취할 수는 없는 것이다.

이에 비하여 야채 스프는 차 대신에 마실 수가 있으므로 매일 마실 수 있고, 맛을 내지 않아도 그렇게 맛있는 음식이라고 할 수는 없지만, 한약으로 생각했을 때, 얼마든지 참고 마실 수 있는 정도는 된다. 그래도 마시기가 어려우면 식혀서 마시면 저항감이 적을 것이다. 만일 어린이들에게 먹일 때는 꿀을 조금 넣는 등의 방법을 사용해도 무방할 것이다.

전체적으로 스프로 해서 먹는 것이 야채를 날것으로 먹는 것보다 훨씬 많은 영양소를 섭취할 수가 있다.

4 암의 원인을 제거하는 야채 스프

야채 스프로 섭취할 수 있는 것은 각종 비타민 종류뿐만 아니다. 무엇보다 중요한 것은 슈퍼옥시트딤즈타제(SOD)라는 효소를 섭취할 수 있다는 것이다. 이것은 활성산소분해효소라는 것인데, 독자들의 이해를 돕기 위해 우선 활성효소가 무엇인지에 대해서 설명하기로 한다.

오늘 날 암이나 노화의 각종 원인을 규명하는 가운데 '활성산소'라고 하는 것이 연구자들의 눈길을 끌게 되었다. 이것은 한 마디로 말해서 우리 몸에 있는 나쁜 산소를 말하는 것으로, 여러 가지 질병의 원인 중에 하나가 되고 있는 것이다.

우리 몸에 나쁘다는 말을 구체적으로 표현하면 화학적으로 불안정하고 세포의 유전자 등에 해를 끼쳐 질병을 일으키는 원인이 된다는 것이다.

쉽게 말하면, 우리들의 몸 안에는 DNA라는 유전자가 있는데, 이 활성산소는 이 DNA의 사슬을 끊어버리고 마는 것이다. DNA 2개 모두를 끊어 놓으면 그 유전자는 기능을 하지 않는 정도로 문제가 되지 않는데, 1개만 잘리면 인간의 세포는 그것을 수복하려고 한다. 그런데 그때 들러붙는 방법이 잘못되고 마는 것이다. 여기에 따라서 유전자 기호가 잘못 들러붙게 되는데, 이것이 암세포이다. 따라서 대개의 경우 이 활성산소로 인해서 유전자가 상처를 입어 생기는 것이다.

활성산소에 대해서는 다음에(part 7의 2. '활성산소의 위험성'에서) 좀더 상세히 설명하겠지만, 활성산소는 언제나 자연계 속에 있는 것이다. 예를 들어서 담배를 피울 때 나오는 렌츠피겐이라는 물질도 여기에 속하는 것이다.

이런 좋지 않는 물질이 우리들이 살고 있는 자연계에 들어 있다는 사실이 두렵지만, 다행히도 그것을 방어하는 물질 역시 식물 속에 들어있는 것이다. 즉 식물 속에는 앞에서 설명한 활성산소를 분해하는 효소가 들어있는데, 그것이 곧 SOD라는 것이다.

이 SOD는 식물의 세포 가운데 들어있다. 그러므로 이들 SOD가 많이 함양된 식물을 잘게 썰어 끓여서 스프를 만들어 섭취함으로써 나쁜 산소에 대항하여 건강을 지켜나가자는 것이 이 야채 스프의 건강법의 기본 핵심인 것이다. 즉 암에 걸린 다음에 암을 고치게 하는 것이 아니고, 암이 걸리기 전에 암이 되는 것을 미연에 막는 효과적인 SOD(활성산소분해요소)를 섭취하여 건강을 지키는 것이 야채 스프의 출발점인 것이다.

5 야채 속에 듬뿍 들어 있는 SOD

이 SOD는 식물 가운데서도 햇볕을 많이 받고 있는 부분에 듬뿍 들어있는 것으로 나타났다. 따라서 뿌리보다는 햇볕을 강하게 받는 녹색의 짙은 앞부분에 많이 함유되어있는 것이다. 양배추나 배추 같은 결구(結球) 야채에서도 우리가 좋아하는 부분인 흰 부분보다는 내버리기 쉬운 겉의 녹색 부분에 많이 함유되어있다.

또 식물의 종류에 따라서 조금 차이가 있는데, 온실에서 자란 것보다는 밖에서 햇볕을 듬뿍 받고 자란 제철의 야채는 약 30배의 SOD를 함유하고 있는 것으로 밝혀졌다. 야채는 제철의 것을 먹는 것이 좋다는 것도 이 사실로도 잘 알 수가 있다.

야채를 그대로 먹는 것보다 끓여서 먹는 것이 이 SOD를 다량으로 섭취할 수 있는 길임은 분명하다. 왜냐하면 인간은 초식 동물이 아니므로, 식물의 세포를 완전히 파괴해서 속의 영양소를 흡수할 소화 효소를 갖고 있지 않기 때문이다. 그러므로 우리는 세포의 껍질을 파괴하고 속의 영양소를 끄집어내는 일을 거들어 주지 않으면 안 된다. 거들어 주는 일이 바로 끓이는 것이다. 조금 끓이는 것으로도 날 것으로 먹는 것보다 몇 십 배의 SOD를 섭취하는 효과가 있는 것이다.

조금 끓이는 것으로도 날 것으로 먹는 것보다 몇 십 배의 SOD를 섭취할 수 있는 것이다.

야채 스프를 만드는 방법과 기본재료

야채스프 만들기

〈기본재료〉

무 : 4분의 1

무 잎: 4분의 1개분 (무 잎은 잎이 있는 시기에 따라 햇빛이나 바람이 잘 통하는 곳에서 말려 보존하여 이용하도록 한다).

당근 : 2분의 1개

우엉 : 4분의 1개(작은 것은 2분의 1)

표고버섯: 1장(자연 건조한 것. 입수하지 못할 때는 날것을 사서 건조시키도록 한다. 시판 시판되는 전기 건조시킨 것은 비타민D가 다시 만들어 진다.)

※야채류는 시판되는 것도 무방하다.

〈기본법〉

(1) 야채는 호일에 싸두거나 물에 담가 두면 안 된다.

(2) 냄비는 알미늄으로 만든 것이나 내열유리로 만든 것은 사용해야한다.

(3) 스프의 보존은 유리그릇이나 유리병을 사용하도록 한다. 그저 야채스프라고 가볍게 생각해서는 안된다. 범랑이나 기타 화학적으로 가공한 냄비는 결코 사용해서는 안된다. 범랑이나 기타 가공된 것은 그 채질이 녹아나기 쉽다.

(4) 야채는 너무 잘게 썰지 말고 좀 크게 껍질채 썰도록 한다.

(5) 야채양의 3배의 물을 붓는다.

(6) 끓었으면 불을 약하게 하여 1시간 동안 푹 끓인다.

(7) 남은 스프 찌꺼기는 된장국이나 국수의 국물 속에 넣어 이용하면 된다.

(8) 부재나 초목이 시들었을 때 화분주위에 스프를 부어 놓으면 금방 초목이 싱싱해진다.

(9) 정원에 있는 수목의 경우는 뿌리로부터 조금 떨어진 곳에 스프의 찌꺼기를 묻어두면 된다. 그러면 금방 정원수가 싱싱해 진다.

〈주의 사항〉

(1) 야채 스프를 많이 먹으면 그 만큼 효과가 더 많은 것은 아니다. 그러므로 어디까지나 기본을 지키도록 한다.

(2) 다른 약초나 그 외의 식물 등을 혼합해서는 안된다. 경우에 따라서는 청산가리보다도 강한 독성으로 변화하는 수가 있다. 앞에서 말한 기본 재료 이외의 것을 질내로 넣어서는 안된다.

(3) 어떤 병에 걸렸더라도 평상시의 우체열이 섭씨 1도는 낮아지게 된다. 그래서 감기에 걸리는 수도 적어지고 열에 대한 걱정도 없어진다.

(4) 신장병이 있는 사람이나 당뇨병이 있는 사람은 제6장의 치료법을 참고로 하기 바란다.

(5) 야채스프는 인체 속에 들어가면 화학변화를 일으켜 30가지 이상의 항생물질을 만든다.

1

영양소를 최대한으로 끄집어 내는 조리법

이제부터 야채 스프를 만드는 방법에 대해서 설명해 보기로 한다. 방법은 어려가지가 있겠으나 필자는 기본적인 6가지의 재료를 이용한 야채 스프를 권한다. 이 6가지 기본 자료에다가 질병의 종류나 연령, 성별 등에 따라 다른 야채를 첨가하면 좋은 효과를 볼 수 있으므로 이 것을 기본으로 삼고 여러 가지 방법들을 연구하여 이용하기 바란다.

무, 당근을 끓일 때 잎이 있으면 함께 넣어서 끓이도록 한다. 특히 무 잎은 영양가

야채수프의 기본 재료

- 잎이 달린 무 4분의 1개
- 연근 4분의 1개
- 당근 2분의 1개
- 양배추 6분의 1개
- 생강 4분의 1개(엄지손가락 정도)
- 율무 70g

치가 높기 때문에 반드시 넣어야 한다. 만약 잎이 달린 무를 구하기 힘들 경우에는 평지에서 자란 순무를 대용해도 무방하다.

당근은 가급적으로 빨간색이 짙은 것이 좋다.

봄이나 여름은 연근을 구하기가 힘들기 때문에 오이 1개를 대용해도 좋다.

영양소는 껍질 밑에 있으므로 모든 재료는 껍질째 사용한다. 그 때문에 야채를 수세미 등으로 깨끗이 씻은 다음 사용해야 한다.

다음에 알루미늄 냄비를 준비한다. 철 냄비는 철 이온이 야채 스프 속에 녹아 중요한 성분과 결합해서 효과를 반감시키므로 가급적 피하는 것이 좋다.

그런 다음 재료를 가능한 손으로 살게 씻어서 냄비에 넣는다. 무나 당근 등 단단한 것은 칼로 1cm 각(角)크기로 썰어서 냄비에 넣는다. 칼로 썰지 않는 것은 세포파괴를 일으켜 벤 자리가 산화되는 것을 막기 위한 것이다. 재료를 통째로 삶는 방법도 있는데, 그것은 식칼로 썰 때의 세포파괴를 피하기 위함일 것이다.

그러나 식칼로 써는 것보다는 잘게 썰때 영양소를 뽑아내기 쉬운 이점이 있으므로 필자는 잘게 써는 쪽을 권한다.

재료를 냄비에 넣은 다음 그 양의 약 3배 정도의 물을 붓고 불에 올려놓는다. 펄펄 끓은 다음 약한 불로 1~2시간 끓인다. 오래 끓을수록 짙은 스프가 되는데, 그 점은 기호에 따라 조절하면 된다. 다 되었으면 그대로 평상의 온도가 되기까지 식혀, 소쿠리에 키친페이퍼를 깔고 거른다.

이렇게 만든 스프를 하루에 몇 번이고 차를 대신해서 마신다. 식전, 식후, 특별한 시간이 없이 생각날 때마다 마신다. 남은 스프는 냉장고에 식혀서 보존하는데, 2일 이내에 다 마셔야 효과가 있다. 그 이유는 이 야채 스프에는 보존을 위한 첨가물이 들어있지 않기 때문이다.

마실 때에는 다시 따뜻하게 데워서 마셔도 좋고, 찬 것 그대로 마셔도 상관이 없는데, 일반적으로 찬 것이 마시기 쉽다. 또 남은 야채가 버리기가 아까워서 먹기를 원하면 먹어도 상관없다.

그러나 영양소가 거의 빠져나가고 그다지 맛도 없으므로 먹기 위해서는 짙게 양념을 넣어서 맛을 내어야 한다. 이렇게 되면 염분을 과다하게 섭취하는 결과가 되므로 권하고 싶지 않다.

2 균형잡힌 6가지 종류의 야채

많은 야채를 사용하는 것도 아니고 굳이 6가지 종류의 야채로 스프를 만드는 이유를 독자들은 알고 싶을 것이다.

제각기 야채에는 각각 다른 영양소가 들어 있으며, 각 야채마다 치료에 적합한 질병이 있다. 서양의학과 한방의학에서 야채에 따른 영양소와 그 야채로 치료할 수 있는 질병이 무엇인지 알아보도록 하자. 이것은 비단 야채 스프를 만드는 데 필요한 지식이면서 식생활에도 도움이 되므로 알아두면 여러 가지로 유익할 것이다.

우선 6가지 기본 야채에 대해서 알아보기로 하자.

본론에 앞서 예비지식으로 야채 뒤에 한방에서 자주 사용하는 용어를 표기해 놓았는데, 이 용어가 붙어있는 야채는 다음과 같은 성질의 야채임을 나타내는 것이다.

온도를 나타내는 용어

온(溫) : 몸을 따뜻하게 해주는 야채

평(平) : 따뜻하지도 차갑게 하지도 않고 평상시의 온도
       를 유지하도록 해주는 야채

냉(冷) : 몸을 차갑게 해주는 야채

맛을 나타내는 용어

산(酸) : 시고 맛을 끌어당기는 야채

고(苦) : 소염작용이 있고, 가슴이 답답할 때 효과가 있
       는 야채

감(甘) : 사물을 따뜻하게 하는 작용이 있으며, 자양강장
       효과가 있는 야채

신(辛) : 땀을 나게 해 열을 발산시키는 야채

함(鹹) : 짜다는 뜻으로 짠 야채를 말한다.

맛을 나타내는 5가지 종류는 오행설(五行說)에 바탕을 두
고 생각한 것이며, 6가지 야채를 통해서 볼 때도 야채 스
프는 대단히 균형 잡힌 건강식품이라고 할 수 있다.

이제부터 야채의 효능과 그 야채로 치료할 수 있는 질병
이 무엇인지 알아보도록 한다.

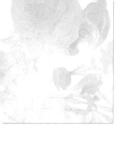

3 각종 환자에게 나타나는 일시적인 신체적 반응과 대응 방법

(1) 얼굴, 손 발, 온몸에 습진이 나타나며 가려운 사람도 있다. 이 경우는 식용유를 바른다든가 맨소래담을 바르면 된다.

(2) 오랫동안 약물을 복용하고 있는 사람은 특히 일시적 반응이 강하게 나타난다. 또 아토피성 피부염이 있는 사람은 스프의 양을 줄이고 다음부터 서서히 분리해 가면 된다.

(3) 두부 외상이나 뇌혈관 장애가 있는 사람은 2-3일 동안에 두봉 특히 머리가 빠개지는것 같은 통증이 나타나는 수가 있다. 그러나 결코 걱정 할 필요는 없다.

(4) 안과에 나타나는 증상은 모든 사람에게 나타난다. 눈이 침침해지거나 눈 주위가 가렵기도 한다. 이것은 2-3일이면 그치게 된다. 그 뒤로는 시력이 좋아진다. 콘택트나

안경을 쓰고 있는 사람은 도수가 낮은 것으로 하든가 될 수 있는 한 안경을 쓰지 않도록 한다. 틀림없이 시력이 회복되었을 것이다.

(5) 과거에 결핵이나 폐에 질병의 흔적이 있는 사람이나 폐암증상을 가지고 있는 사람은 벌꿀과 무로 만든 기침을 멈추는 약을 우선 48시간 이상 먹고 난 다음 야채 스프를 서서히 먹도록 한다. 야채스프를 먹게 되면 기침이 나게 되는데 이때는 걱정할 필요는 없다.

(6) 부인과 질병이 있는 사람은 야채 스프를 먹기 시작하면 허리가 무거워지거나 무질근한 느낌이 얼마 동안 계속된다. 그리고 일시적으로 대하가 많아지는 경우도 있는데 이것도 점점 나아지게 된다.

(7) 혈압이 높은 사람은 야채스프를 먹기 시작하고부터 1개월쯤 되면 혈압이 내려가므로 약도 3일째부터는 줄여 가도록 한다. 약은 1개월에 그치도록 한다. 약을 갑자기 끊게 되면 쇼크가 생긴다. 그리고 배변에 주의하도록 한다.

이상 외에도 부작용과 같은 일시적인 증상이 나타나는 수가 있는 데 이것은 부작용이 아니다. 이것들은 모두 호전반응이므로 걱정할 것도 없다. 호전반응이란 질병신체의 컨디션이 치유되어 갈 때 일시적으로 약화되는 것 같은 증상을 나타내는 것은 말한다.

4 인체의 3가지 기본요소와 야채 스프

인체를 구성하는 기본요소는 체세포, 칼슘 그리고 인체의 3분의 1을 차지하는 콜라겐(경단백질)이다. 이 3가지가 균형 있게 유지되어 있으면 결코 병에 걸리는 일은 없다.

그런데 이 칼슘은 너무 많다든가 너무 적으면 갑자기 실병에 걸리게 된다. 체세포와 칼슘은 항상 밸런스가 취해져 있어야 하기 때문이다.

그렇다면 이러한 밸런스를 유지하고 육성해가려면 무엇이 필요할까? 또 몸을 보다 강력하게 활성화하는 방법은 어떤 것일까?

그것은 생명의 원리로부터 풀지 않으면 안 된다. 생체, 생리, 병리, 임상학 등 많은 각도에서 해명해가면 인체를 관장하고 컨트롤 하는 가장 중요한 것은 뇌라는 것을 알게 된다. 그렇다면 이 뇌를 지탱하고 있는 물질은 무엇일까? 이런 것을 알기 위해서는 우선 뇌세포의 주요 요소의 분석부터 시작 할 수밖에 없다. 분석결과 많은 동물실험으로부터 발견된 것이 인이라는 물질이다.

인이 없으면 생태는 성립하지 않는다. 그렇다면 인을 보다 많이 섭취하면 체세포에 어떤 좋은 변화가 생기는 가에 대해서 여러 가지 동물 실험이 실시되었다.

그러나 이 건은 결국 실패로 끝났다. 인과 칼슘은 재빨리 결합하는 성질을 가지고 있음으로 이것을 결합시켜 생체에 주입해보았다. 그러나 체세포와 그 외의 별다른 변화를 인정할 수 는 없었다. 여기서 알게 된 것이 갓난아이에게 하루 3시간의 일광욕을 시키면 비타민 D가 보급된다는 사실이었다.

인간의 몸에는 비타민 D가 없어서는 안될 중요한 영양소라는 것도 알게 되었다.

그래서 실험동물들에게 비타민 D와 함께 인과 칼슘을 투여하자 털이나 피부 동작 등에 커다란 개선의 효과가 나타났다. 그리고 그 체세포는 활발하게 증식하게 된 것이다.

그러나 인과 비타민 D만으로는 혈액의 밸런스가 취해지지 않는다. 그래서 염산, 철분, 미네랄과 석회를 혼합하여 동물의 생체 속에서 체세포보다 성장이 빠른 암세포와 경

37

쟁을 시켜 보았다. 그러자 암세포는 후퇴되고 체세포의 성장이 빨라졌을 뿐 아니라 체세포는 암세포를 둘러싸게 되었다. 그리고 여기서 암세포는 체세포 바로 그것으로 변해 버렸던 것이다.

동물의 내장으로부터 뇌에 이르기까지 수 백회나 암을 이식하여 그 실험을 해보았다. 그 결과 몇 번을 반복해도 암은 거뜬히 없어져 갔다. 동시에 체세포와 콜라겐은 놀라운 속도로 증식해 간다는 것을 알게 되었다.

칼슘과 인 그리고 비타민 D를 생체에 필요한 만큼 보충해주면 암이 제압될 때까지 체세포가 활성화 된다는 것도 알게 되었다. 그 결과 칼슘만을 아무리 체내에 보내더라도 인이 없으면 그것이 오히려 해가 될 뿐이다.

그리고 인을 먼저 체내에 축적시켜 주면 체내에서 기다리고 있는 인이 칼슘과 결합하여 허실 없이 몸의 모든 체세포에 보내진다는 점이다.

동시에 비타민 D가 몸에 충분하면 칼슘의 흡수가 좋게 해주고 있다는 것도 알게 되었다.

야채스프는 이러한 인과 비타민 D를 몸에 마련한다고 하는 여러 가지 조건을 모두 만족시켜 주었다. 인체를 육성하여 유지하고 노화를 막으면 질병이 발붙일 틈을 주지 않는다고 하는 3가지 조건이 갖추어져 있다.

따라서 야채 스프는 연령을 불문하고 건강한 뇌의 작용을 일으킬 수가 있으며 신체의 모든 부분을 활성화하여 젊어지게 하여 비약이라고도 말 할 수 있다.

5 인체 체세포를 소생시키는 야채 스프

야채 스프는 인체에서 가장 딱딱한 단백질인 콜라겐을 증강시켜 나이에 관계없이 성장기의 아이들과 같은 몸을 만드는 원동력이 된다.

그와 동시에 체내에 들어오는 야채스프가 화학변화를 일으켜 30가지 이상의 항생물질이 되는 것이다. 이중에서도 아미치로신이나 아자치로신과 같은 것은 암세포에 달라붙는 특수한 물질이 증가함으로써 암은 불과 3일이면 제압된다.

또 인체를 구성하고 있는 체세포를 바꿀 수 있다. 이 체세포는 암에 대한 면역을 가지고 있기 때문에 두 번 다시 암에 걸릴 일은 없다. 이러한 조건을 갖춤으로써 말기 암의 환자라도 100% 생체가 소생되어 간다.

산소호흡을 하고 있는 암 말기의 환자라도 의사가 야채

스프 200cc를 45분 간격으로 카태텔을 이용하여 위나 장에 주입해주면 체세포가 단번에 증가해진다.

야채 스프 그 자체가 소생하여 원기를 되찾게 되는 것이다. 이 경우 환자에게 투여하는 야채 스프는 그 다음날부터는 환자 자신이 손수 먹을 수가 있게 된다. 그런데 여기서 주의해야 할 것은 항암제나 그 외의 약물을 복용해서는 안 된다. 이 야채 스프는 이제까지 말기암 환자중 6만 명 이상이 효과를 보여 모든 사람이 생존하여 예전과 같이 일을 하고 있다.

그리고 야채 스프의 목적은 체세포의 증식강화를 촉진함과 동시에 백혈구, 혈소판의 증강과 세포의 작용을 3배의 속력으로 증가시켜 강력한 인체를 만드는 것이 된다. 그 결과 면역력이 강화되어 암이나 에이즈같은 매우 광범위한 질병의 위력을 발휘한다.

동시에 복막에 고인 물을 빼는 데도 어떠한 이뇨제보다도 빨리 효과가 나타난다. 또 혈액이나 혈관내의 정화작용에 있어서도 놀라운 위력을 가지고 있다. 사실 심징병환자가 야채스프를 하루에 0.6리터 이상을 20일 이상 먹고 있으면 모두가 정상으로 돌아가게 된다.

암에 대해서도 야채 스프를 먹음으로써 치유에 최고의 조건을 만들어준다. 대부분의 질병은 야채스프로 좋아진다는 것을 알게 되었다.

    특히 야채 스프의 작용은 인간의 몸에 있어서 훌륭한 작용을 해준다.

6 복용 후에 일어나는 신체적 변화

야채 스프는 앞에서 말한 효능이 있는 만큼 먹기 시작하면 몸 그 자체가 변화하기 시작한다. 따라서 이런 점에 주의를 할 필요가 있다. 야채 스프를 먹었을 때 일어나는 변화는 다음과 같다.

(1) 알콜에 강해진다.

스프를 먹기 시작하여 1주일쯤 되면 그 효과가 나타난다. 또 숙취도 없어지므로 적당한 점에서 술을 끊으면 된다. 술을 항상 마시고 있는 사람은 반대로 술을 마시지 못하게 되는 경우도 있다.

(2) 여성은 나이에 관계없이 생리가 순조로워지는 경우도 많다.

연장자의 경우는 현재 81세 된 할머니가 1년 반이나 하루 오차도 없이 생리가 있고 스프를 먹기 시작하고 65세 된 할머니가 출산한 사람도 있다는 것이다.

(3) 생리의 경우

스프를 먹기 시작하여 4개 월 쯤부터 새로운 생리와 낡은 생리의 교대가 시작되므로 한달에 2번씩 생리가 있는 수가 있다. 이것은 결코 이상이 아니다. 그 뒤부터는 제대로 정기적으로 생리가 있게 될 것이다.

3 기본 야채 6가지 종류와 그 효능

발암물질 억제와 진해 효과가 있는 무와 무잎
피임을 막아주는 당근
살균작용이 뛰어난 생강

1 발암물질 억제와 진해 효과 가 있는 무와 무잎

무 뿌리 : 冷, 辛, 甘 무 잎 : 溫, 辛, 苦

무의 원산지는 코카서스에서부터 팔레스티나에 걸친 지역이다.

고대 이집트에서는 파라호가 피라미드 건설에 사역을 하고 있는 노예들에게 무, 마늘, 양파 등을 먹였다고 한다. 이런 야채로 정력을 좋게 하여 일을 부려먹은 것이다.

무는 한방약명으로 내복이라고 하는데, 여분의 습기나 기(氣)를 억제하고, 혈(血)이나 음식물의 체한 것을 제거하는 효능이 있으며, 식중독 방지, 위를 튼튼하게 하는 것 외에 담(痰)을 없애고, 기침을 그치게 하며, 냉병이나 신경통에 효과가 있는 것으로 나타나 있다.

그러나 무라고 해도 뿌리와 잎에는 각각 전혀 다른 성분이 들어있다. 잎은 몸을 따뜻하게 하는데, 뿌리는 반대로 몸을 식히는 역할을 하며, 맛도 잎은 맵고 쓰며, 뿌리는 맵고 달다.

뿌리에는 주 성분으로 디아스타제, 옥시디아제, 아밀라아제 등이 함유되어있다.

디아스타제는 소화제로서 유명하고, 옥시디아제는 발암물질을 억제하는 데 효과가 있다.

탄 생선을 먹으면 위암이 걸릴 수 있다는 얘기를 독자들은 들은 일이 있을 것이다.

무 뿌리 속에 들어있는 옥시디아제는 이 검게 탄 음식물 속에 들어있는 발암물질인 벤츠피렌을 분해하는 것이다.

옛 선조들이 꽁치를 구워서 먹을 때는 무즙을 곁들여서 먹는데, 그것은 무즙이 꽁치의 탄 것에 포함된 벤츠피렌을 분해해주기 때문이다. 이것은 우리 선조들이 얼마나 지혜로웠나를 말해주는 것이며, 지금 생각해 보아도 매우 합리적인 식사방법이었다.

무의 매운 맛의 성분은 알리 화합물이라는 것으로, 이것은 위액을 높여주는 효과가 있다.

비타민 C는 뿌리보다 잎쪽에 많이 함유되어있는데, 100g당 무의 뿌리에는 15mg, 잎에는 75mg이 함유되어있다.

따라서 무의 잎도 야채 스프에 넣는 것은 잎에 함유된 비타민 C를 섭취하기 위한 것이다.

무기질도 풍부하여 칼슘이 뿌리에 50mg, 잎에 210mg

함유되어있다. 철이나 마그
네슘도 많고, 이러한 것들이
위의 점막에서 생기는 병이
나 급작스러운 신체의 변화
를 치유하는데 효과가 있으

뿌리-비타민C 15mg, 칼슘 50mg
잎-비타민 C 15mg, 칼슘 50mg
    비타민 C 75mg, 칼슘 210
    비타민 1,400IU

며 따라서 진해, 거담, 신경통, 냉병 등에 치료하는 데 효
과가 있다.

　뿌리와 잎의 가장 큰 차이는 비타민 A이다. 비타민 A는
뿌리에는 전혀 함유되어있지 않고, 잎에는 1,400IU나 함유
되어있다. 이것으로 보아도 땅속에 있는 부분과 햇볕에 닿
는 부분의 영양분의 차이가 전혀 다르다는 것을 알 수 있
을 것이다.

2 폐암을 막아주는 당근
(微溫, 甘, 辛)

당근의 원산지는 아프가니스탄으로 녹황색 야채의 대표적인 야채이다. 재배역사는 오래되어 2천년 전부터 재배되고 있었다. 15세기에 네덜란드에서 품종을 개량하기 시작하여 오늘날과 같은 당근으로까지 개량이 이루어졌다.

당근의 한방명은 '호라복'이라고 하고, 기(氣)를 늘리고, 혈(血)을 보하는, 즉 보기(補氣), 보혈(補血) 작용을 하는 것으로 되어있는데, 최초에는 영국에서 캐롯으로 불려졌었다.

캐롯이란 카로틴에서 붙은 이름이고, 그 이름 그대로 베타카로틴이 풍부해 100g당 당근에 7,300mg나 함유되어있다. 비타민 A는 IU라는 단위였는데 베타카로틴은 나타내는 단위가 mg인 것으로 보아도 베타카로틴이 얼마나 많이 함유되어있다는 것을 알 수 있다.

베타카로틴은 최근 화제가 되고 있는 카로틴인데, 이것은 비타민 A의 선도물질이다. 즉 베타카로틴의 일부분이 몸 안에서 비타민 A로 변화해 가고, 나머지는 몸 안에서 축적된다.

비타민 A는 눈의 비타민으로 불리 울 정도로 시력의 회복이나 야맹증에 효과가 있는데, 가장 주목할 부분은 항암작용이다. 특히 폐암에 효과가 있는 것으로 알려져 있다. 왜냐하면 비타민 A는 점막을 강화하고, 궤양을 치유하기 때문이다. 우리 몸의 입에서 목과 폐까지가 점막으로 연결되어있으므로 점막을 강화함으로써 폐암을 막을 수 있는 것이다.

주의해야할 점은 당근으로 야채 스프를 만들 때 당근 껍질을 벗기지 말고 만든다는 점이다. 이것은 요리를 할 때도 마찬가지로, 베타 카로틴의 대부분이 껍질 밑에 함유되어있기 때문이다.

그 밖에 칼슘이나 인, 칼륨 등의 미네랄도 풍부하고 비타민 종류도 풍부하게 함유되어있으므로 그야말로 '만병의 치료약'이라고 해도 좋을 야채이다. 여기서 주의할 점은 비타민을 파괴하는 아스코르비나제라는 효소가 들어있다는 것이다. 이것은 비타민을 파괴하는 효소이므로 날것으로 먹으면 아무리 비타민 C를 많이 섭취해도 헛된 일이 되고 만다. 그러나 이 아스코르비나제는 열이나 초에 약하므로 야채 스프를 만들 때는 전혀 문제가 되지 않는다.

또 칼륨을 많이 함유하고 있기 때문에 혈압을 낮추는 효과가 있다.

칼륨과 나트륨은 우리 몸의 신장이 서로 저항하므로 어느 한 쪽이 흡수되면 다른 한쪽은 흡수되기 어려운 것이다. 양쪽이 모두 K^+, Na^+라는 1가의 양이온이므로 칼륨을 받아드리면 나트륨이 혈액 속에 들어가기 어려우므로 결과적으로 혈압이 내리는 것이다.

당근을 고를 때는 색깔이 짙고, 단단한 것으로 고르는 것이 좋다.

작용이 뛰어난 생강
(溫, 甘)

　　　　　　지는 인도이고, 5세기 무렵에 우리나라에
들어 온 것으로 알려져 있다. 먹으면 톡 쏘는 매운 맛으로
인해서 옛날 무속신앙에서는 마귀를 쫓는데 사용되었다.

　생강은 일반적으로 몸을 따뜻하게 하고 기(氣)를 늘리는
온보(溫補), 보기(補氣)작용이 뛰어난 것으로 되어있다.

　서양 의학적으로 볼 때, 신진대사를 높이고, 뇌의 연수나
순환중추를 자극해서 몸의 기능을 높여줌으로써 자연적으
로 치유해주는 효과가 있다고 할 수 있다. 그러므로 한 조
각이나 엄지손가락만한 크기의 것으로 야채 스프에 넣어서
먹는 것이 좋다.

　생강의 매운 맛의 성분은 진게론과 생강올이라는 것으
로, 살균 작용을 한다. 코를 찌르는 향기는 시오넬, 진기베
렌, 진기베롤이라는 섬유성분이고, 발한작용, 해열, 소염,
건위(健胃)효과가 있다.

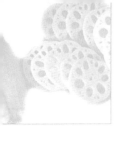

4 위궤양의 출혈을 막아주는 연근(平, 甘)

연근은 인도나 중국 등 동양 각지의 연못이나 늪지에 자생하는 식물로, 예로부터 구멍이 벌어져 있고, 끝이 보이기 때문에 재수가 좋은 식품으로 알려져 있다.

연근을 자르면 검은 빛을 띠게 되는데, 이것은 속에 함유된 타닌의 작용으로 산화했기 때문이다.

이 타닌은 소염, 수렴작용을 하며, 위궤양의 출혈을 막아주는 역할을 한다. 섬유도 많아서 혈관에 들어있는 콜레스테롤을 낮추는 데도 도움이 된다.

칼륨도 많으므로 고혈압에도 효과가 있다. 아스파라긴, 아르기닌, 티로신 등의 아미노산과 카로틴, 비타민 C 등도 풍부하다.

한방적으로는 '구이' 라고 해서 나쁜 피를 제거하는 작용을 하며, 쓸데없는 일로 번민하지 않도록 해주며, 자양강장 효과도 있다.

또 연꽃의 씨앗인 연자(蓮子)는 자양강장, 진정제로 사용하고 있다.

연근에 함유된 영양소
칼륨, 아미노산, 카로틴, 비타민C(50mg)

연근을 고를 때는 가급적 구멍이 작은 것으로 하며, 봄이나 여름에는 연근을 구하기 어려우므로 오이로 대용해도 무방하다.

를 상쾌하게 해 주는
양배추(平, 甘)

　　　　　　　　의 원산지는 유럽의 지중해 연안이고, 2천년 전부터 이 지방에서 재배해왔다. 고대 로마에서도 자양이 풍부한 야채로 알려져서 '의사가 필요 없는 야채'로 불렸다.

　피타고라스는 진정제로서, 히포크라테스는 진통의 약으로 사용하였다.

　한방에서는 '소설'로 불리는 항 스트레스 작용이 있는 약으로 사용하고 있다.

　비타민류는 A, B군, C, U 등이 함유되어있고, 미네랄도 염소, 칼슘, 나트륨, 철, 유황, 요드 등이 있으며, 성인의 하루 필요량에 맞먹는 양이다. 다시 말해 하루에 100g의 양배추를 먹으면 비타민 C도 충분하다는 결론이다.

　비타민 C는 심(芯) 쪽에 많고, 바깥쪽과 잎 쪽에는 베타

카로틴이 많이 함유되어있다. 그러
므로 양배추를 먹을 때는 잎을 벗
겨 먹는 것이 아니고 통째로 짤라
전체를 균형 있게 먹는 것이 좋다.
양배추에 베타 카로틴은 100mg정
도 함유되어 있다는 것이다.

비타민A,B,C(44mg),U
염소, 칼슘, 나트륨, 철, 유황,
요드
베타카로틴 : 100mg

　양배추의 가장 뛰어난 특징은 비타민 U가 함유되어있는
것이다. 이것은 시판되고 있는 위장약의 주성분으로, 1940
년에 발견되었다. 항 우르사 작용을 하여 궤양에 효과가
있는 것으로 밝혀졌다.

　양배추의 제철은 4월에서 6월 사이이다. 고를 때는 단단
하고 겉의 잎이 짙은 녹색인 것으로 하는 것이 좋다.

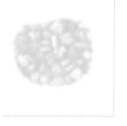

6 살결을 아름답게 하는 율무(平, 甘)

완전히 숙성된 율무의 씨앗을 말린 것을 한약 방에서 '어의인'으로 사용되고 있다.

탄수화물 고단백질, 고지방 외에 미네랄을 풍부하게 함유하고 있으며, 여러 가지 질병의 치료제로 사용하고 있다.

율무는 신장의 기능을 활발하게 하기 위해 이뇨를 촉진시켜주며, 몸의 부종을 제거하며, 섬유질이 많으므로 변비에도 효과가 있다.

신진대사와 세포분열을 활발하게 하여 노폐물을 제거하기 때문에 여드름이나 사마귀와 같은 피부질환에도 효과가 있다. 그것은 율무에 들어 있는 코이크노라이드라는 성분이 종양세포에 작용하기 때문이라는 사실이 최근에 밝혀졌다.

그 밖에 율무는 위장을 튼튼하게 하는 효과가 있는데, 서양 의학의 전통적인 소염제와는 달리 위장장애가 적은 것이 특징이다. 최근에는 이것에 함유되어있는 게르마늄이 암세포의 발육을 저지하는 효과가 있다고 해서 민간요법으로 사용되고 있다.

율무를 섭취할 때 유의해야 할 것은 임산부가 사용할 경우 유산을 촉진시킬 위험이 있으므로 조심해야 한다. 그러나 '임신신(姙娠腎)'으로 부기가 있을 때는 의사와 상의 한 다음 사용하는 것이 좋을 것이다.

일반적으로 알려져 있는 야채 스프에는 표고버섯을 사용하고 있는 것 같은데, 필자는 표고버섯 대신에 율무를 사용할 것을 권한다. 그 이유는 표고버섯은 영양가가 높은 식품이지만 평상시에 식탁에 자주 오를 경우가 많음으로 이미 양적으로 충분히 섭취한다고 볼 수 있다. 따라서 야채 스프에서는 율무나 영지를 사용하는 것이 좋을 것이다.

지금까지 말한 야채는 야채 스프를 만드는데 기본적인 6가지 종류였다. 이 기본적인 6가지 외에 질병이나 연령 등에 따라서 다른 야채를 첨가하는 것이 바람직하나. 나음 장에서 그 기본적인 6가지 종류 외에 첨가해서 좋은 다른 야채들을 설명해보고자 한다.

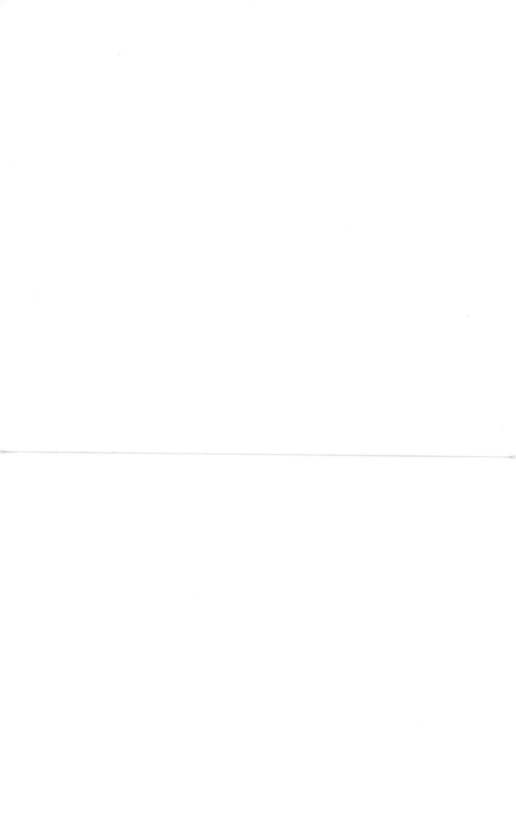

첨가해서 좋은 야채의 종류

1

해독, 발한에 효과가 있는
우엉(冷, 甘)

우엉은 유럽에서부터 아시아의 온대지역이 원산지다. 그러나 오늘 날에는 프랑스에서 약초로 사용하는 정도이고, 식용으로 하고 있는 나라는 한국과 일본뿐이다.

우엉에는 타닌이 많이 함유되어 있어, 소염, 수렴효능이 있는 점에서 지혈, 진통 등에 사용되고 있다. 궤양 또는 화상을 입었을 때에 먹으면 좋을 것이다. 해독, 발한 효능도 있으므로 여드름, 머리의 피진(皮疹) 같은 체내의 노폐물이 쌓이는 질병에도 효과가 있다.

우엉의 가장 뛰어난 특색은 불용성 섬유를 많이 가지고 있다는 점이다. 100g당 우엉에 1.4g나 들어있다.

불용성 섬유란 물에 녹지 않는다는 것으로, 셀룰로오스, 해미셀룰로오스, 리그닌 등이 그 성분이다.

이러한 것들은 소화되지 않고, 장내의 수분을 스폰지처

타닌, 불용성 섬유질

럼 빨아들임과 동시에 장을 자극해서 장내의 섬모를 움직여 배변을 좋게 한다.

배변이 좋다는 것은 장내의 음식물을 오래두지 않는 것이므로 대장균 등 나쁜 세균의 번식을 억제한다. 따라서 결과적으로 좋은 유산균이 늘게 되는 것이다. 그러므로 우엉을 먹으면 대장암을 억제하는 데에 좋다.

또 '아르기닌 Z 성분도 함유되어있어 자양강장에 효과가 있다.

그뿐만 아니라 이누린도 함유되어있어 음식물을 씹는 감촉을 좋게 한다.

우엉을 한방으로 사용하는 방법으로는 '구이' 라는 것이 있다. 어혈 즉 오염된 피를 제거하는데 사용한나는 의미로, 서양의학의 입장에서 볼 때는 콜레스테롤을 낮추는 효과가 있다는 것이다. 따라서 뇌졸증의 예방에도 좋다.

을 낮추는
표고버섯(平, 甘)

표고버섯은 한국, 일본, 중국의 하남지방, 대만 그 밖의 동남아시아에서 분포되고 있는 식물이다.

표고버섯은 모밀, 잣, 밤나무에 생기는 버섯인데, 상수리나무, 뽕나무, 떡갈나무 등에도 자연적으로 생긴다. 봄과 가을 두 번 채취되는데, 최근에는 인공재배가 활발해 연중 채취할 수 있게 되었다.

한방에서 표고버섯은 기(氣)를 늘리고, 허기가 지지 않도록 해주며, 혈을 정화시킨다고 한다.

표고버섯 성분으로는 100g낭 식품섬유가 0.9mg, 칼륨이 170mg, 비타민 B가 0.31 mg, 칼슘이 4mg가 함유되어있다.

또 혈중의 콜레스테롤을 낮추는 성분인 에리타데닌, 피스트테린이 들어있다. 영양학적으로 말하면 표고버섯은 소

식품 섬유 : 0.9mg
칼륨 : 170mg
비타민B : 0.31mg
칼슘 : 4mg

장에서 콜레스테롤을 재흡수하는 것을 막아준다.

그리고 항암작용과 인터페론 유기작용이 있는 렌치난과 비타민 D로 되는 에르고스테린도 많이 함유되어있다.

그리고 항암작용과 인터페론 유기작용을 하는 렌치난과 비타민 D로 되는 에르고스 레틴도 많이 함유하고 있다. 에르고스테린은 갓 뒤에 많은데, 햇볕을 받지 않으면 비타민 D로 되지 않는다. 따라서 생 표고버섯 보다 말린 표고버섯이 훨씬 영양가가 높은 것이다.

비타민 D의 특색은 소장(小腸)에서 칼슘의 흡수율을 높이는 것이다.

표고버섯의 제철은 4월과 10월, 11월이며, 살이 두텁고 축이 굵은 것이 좋다.

3 위산과다증에 좋은
순무(溫, 甘, 辛)

　　　　순무는 봄의 '7초草(7 가지 종류의 풀)' 중의
하나이다. 지중해가 원산인데, 기원전 1세기 무렵 중국으로
건너와 그 뒤 한국과 일본에 전해졌다.

　무 보다 역사가 길며, 성분으로는 무와 비슷하고, 무가
없는 경우에는 순무로 대신할 수 있다. 뿌리 부분에는 무
와 마찬가지로 전분을 소화하는 디아스타제, 단백질을 소화
하는 아밀라아제가 풍부하게 들어있다.

　잎과 뿌리의 성분이 다른 것도 무와 비슷하며, 비타민 C
등은 뿌리에 13mg가 함유되어있는데, 잎에는 160mg로 10
여배나 더 들어있다. 무와 다른 점은 칼슘의 함유량이다.

　순무의 잎에 들어있는 칼슘은 모든 야채 가운데서 최고
로 알려져 있다. 뛰어난 알칼리식품으로 위산과다증의 사람
에게도 좋다.

비타민C : 뿌리에 13mg,
       잎에 160mg
최고의 칼슘이 잎에 들어있다.

순무는 뼈나 치아를 튼튼하게 하려는 사람에게 적당하다. 뛰어난 알카리 식품이므로 위산과다증이 있는 사람에게도 효과가 있다.

스프나 식용으로만 사용되지 않고 뿌리 부분을 강판에 갈아서 거즈에 싸서 동상, 살갗이 튼 곳에 약으로 사용하기도 한다.

제철은 가을과 겨울이다. 희고 무게가 나는 것이 좋다.

4 동맥경화를 예방하는
호박(溫, 甘)

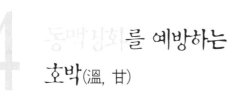

호박은 멕시코가 원산지다. 베타 카로틴이 충분히 함유된 것이 특징인데, 호박 하나에 340mg이나 들어 있다. 특히 한가운데의 면(綿)부분은 다른 부분의 3배나 들어 있다. 따라서 스프를 만들 때에는 이 부분을 넣도록 하는 것이 좋다.

여러 번 언급했지만, 베타 키로틴은 비타민 A로 바뀌고 점막을 보호하므로, 폐암의 징조가 보이는 사람은 반드시 스프에 호박을 첨가해야 한다.

또 호박씨는 '남파인'이라고 해서 기생충이 몸에 들어있을 때 약으로 복용하면 좋다. 리놀산을 함유하고 있으므로 동맥경화예방의 효과도 있다.

호박에 함유된 영양소
베타카로틴 : 340mg

5 이뇨효과가 뛰어난
오이(寒, 甘)

오이의 원산지는 히말라야이고, 인도, 중국을 거쳐서 일본과 한국에 들어왔다. 인도에서는 우리보다 오이를 5배나 더 먹는데, 그 주된 이유는 오이가 이뇨작용을 하기 때문이다.

인도는 무더운 지역이므로 물을 많이 섭취하므로 배뇨를 해서 균형을 취하지 않으면 몸이 붓게 된다.

오이에는 칼륨과 이소쿠엘시트린이 많이 함유되어있어 이뇨작용을 하는 것이다.

몸이 자주 붓는 사람, 특히 신경통이나 무릎이 아픈 사람은 한방에서 표현대로 '습사'의 상태, 즉 몸 안에 나쁜 물이 괴어있으므로 배출할 필요가 있다. 그 증거로 장마철이나 습도가 높을 때는 무릎이나 허리의 통증을 호소하는 사람들이 있는데, 그런 사람들은 스프에 오이를 첨가하면 좋은 것이다.

주의할 점은 오이에도 비타민
C를 파괴하는 아스코르비나제가

들어있으므로 오이를 날 것으로 먹으면 다른 야채의 비타민 C를 파괴한다.

스프 외에도 사용할 때는 날것 보다는 열을 가하거나 초를 쳐서 먹는 것이 좋다.

오이 머리 끝 부분에는 쿠쿠르비타신이라는 쓴 성분이 있는데, 이것은 끓여도 파괴되지 않으므로 스프에 넣을 때는 반드시 잘라 버려야 한다.

제철은 5월부터 9월 사이이다. 녹색이 짙고 울퉁불퉁 한 것이 좋다.

6 초조할 때 효과가 있는 평지
(瑥, 甘, 辛)

평지는 칼슘 함유량이 200mg으로 엄청나게 많은 것이 특징이다. 이것은 무의 잎과 비교할만한 양이다. 따라서 무 잎을 구하기 어려울 때 평지를 사용해도 좋다.

베타카로틴은 1,800mg, 비타민 C는 85mg, 철분은 5mg 함유되어있다.

시금치와 비슷한데, 평지는 몸을 따뜻하게 해주는데 비해서 시금치는 몸을 식히므로 스프에 넣는 것은 그다지 권할만한 것이 못된다. 칼슘은 많이 들어있다고 할지라도 야채에 들어있는 칼슘의 흡수율은 대단히 낮다. 따라서 표고버섯과 함께 먹는 것이 좋다. 표고버섯의 갓 뒤에 있는 에르고스테린이 햇볕을 받으면 비타민 D로 바뀌는데, 이 비타민 D와 함께 섭취하면 칼슘의 흡수효과가 뛰어나게 좋기 때문이다.

72

칼슘은 뼈를 강화하는데 있어서 필요한 것이다. 또 한 가지 기억해야 할 것은 평지 안에 항 스트레스 작용이 있다는 점이다. 즉 칼슘을 섭취함으로써 초조해지는 현상을 막을 수 있는 것이다. 단 것을 먹으면 많은 칼슘이 소비되는데, 오늘 날에는 단 것을 먹는 비율에 비해 칼슘의 섭취량이 옛날만큼 많지 않다. 그러므로 칼슘의 부족 현상이 일어나는 것이다.

평지에 함유된 영양소	
베타카로틴 :	1,800mg
비타민 C :	85mg
철분 :	5mg
칼슘 :	200mg

초조하고 침착하지 못한 아이들이 늘어난다고 하는 것은 단 것을 많이 섭취한 것 때문이라고 할 수 있다. 평지의 제철은 겨울이다. 짙은 녹색에 잎맥이 발달되지 않은 것이 좋다.

7 몸의 저항력을 높여주는
쑥갓(冷, 甘, 辛)

쑥갓의 원산지는 지중해 지방이고, 15세기경에 중국을 거쳐 일본과 한국에 들어왔다.

한방에서는 흥분을 억제시키는 약재로, 또한 기침을 멈추게 하는 약재로 사용되고 있는데, 몸의 저항력을 높여주는 효과가 있는 것으로도 평가되고 있다.

베타 카로틴이 1,900mg 함유되어 있어, 그 함유량이 시금치나 평지보다도 많아 담배를 자주 피는 사람은 꼭 스프에 쑥갓을 첨가하면 좋을 것이다. 점막을 강화하고 폐암예방에도 효과가 있다. 비타민 B 0.009mg, 비타민 C 21mg, 칼슘이 90mg이 함유되어 있다.

독특한 향기의 근원은 알파비넨벤즈알데히드라는 것으로 서양의학에서도 기침을 먹게하는 데 사용되고 있다. 담배를 많이 피우는 사람이 아니더라도 호흡기관이 약한사람, 기침

을 자주 하는 사람, 감기에 잘 걸
리는 사람은 스프에 쑥갓을 넣어
서 먹으면 좋다.

쑥갓에 함유된 영양소	
베타 카로틴 :	1,900mg
비타민 B :	0.009mg
비타민 C :	21mg
칼슘 :	90mg

8 류머티즘, 통풍치료에 효과가 좋은 셀러리(溫, 甘, 辛)

셀러리의 원산지는 지중해 지방이고, 유럽에서 인도 북부지방까지 널리 분포되어 있다. 섹스피어의 희극 〈오디세이〉에 실려 있는 것처럼, 고대 그리스에서는 '셀러리'이라는 강장약으로 사용되었다고 한다.

향기가 나는 것은 아핀이라는 성분 때문이고, 흥분을 진정시키는 효과가 있다. 스트레스를 많이 받는 현대인은 야채 스프에 조금 넣어서 먹을 필요가 있다.

이 아핀은 진정시키는 효과뿐만 아니라 해독작용도 하고 있어 고대그리스에서는 셀러리로 만든 관을 쓰고 숙취를 고쳤다고 한다. 먹지 않고 머리에 두르기만 해도 효과가 있는 것으로 당시의 향기는 오늘 셀러리의 향기보다 독했을 지도 모른다.

또 살아 움직이는 유기나트륨을 많이 함유하고 있어 몸

안에 깊숙이 들어있는 칼슘을 분해하므로, 관절에 무기칼슘 등이 부착해서 생기는 류머티즘, 통풍 등 관절염 치료에 효과가 있다. 한편 혈구의 근원이 되는 마그네슘이나 철분을 많이 함유하고 있기 때문에 빈혈의 치료에 도움이 된다.

셀러리가 함유된 영양소	
유기나트륨	
베타 카로틴 :	160mg
비타민 C :	6mg
비타민 B :	0.006mg
섬유 :	1.5mg

그 밖에 베타 카로틴이 160mg, 비타민 C가 6mg, 비타민 B가 0.006mg, 섬유가 1.5mg 함유되어있다.

제철은 연중이다. 잎의 팬 부분이 좋다.

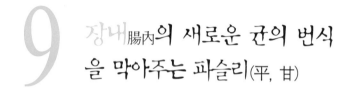
파슬리의 원산지는 그리스이다. 향기가 나는 것은 아파올이라는 성분 때문이고, 장내의 새로운 균의 번식을 막아 장을 깨끗이 해주는 효과가 있다. 고기를 많이 섭취하는 사람들에게는 파슬리가 필요하다.

비타민 C가 200mg 함유되어있는데, 이것은 레몬의 2.5배에 해당되는 량이다. 이 수치는 100g를 기준으로 할 때의 수치로 레몬은 1개 이상 먹기가 힘든 반면에 파슬리는 50g 정도는 간단히 먹을 수 있으므로 신선한 비타민 C를 섭취하려고 할 때는 파슬리를 먹는 것이 더 효과적이다. 또 비타민 A도 7,500IU로 대단히 많고, 칼슘도 190mg이 함유되어있다.

연중에 구할 수 있으며, 잎이 오그라들고 윤기가 있는 것을 고르는 것이 좋다.

파슬리에 함유된 영양소
비타민 C : 200mg
비타민 A : 7,500IU
칼슘 : 190mg

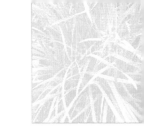

10 설사에 효과가 있는 부추
(溫, 甘, 辛)

또 다른 이름으로 '양기초'라고 부른다. 한방에서는 이름 그대로 양(陽)을 일으키는 약으로 알려져 강장強腸에 사용되고 있다. ≪본초강목本草綱目≫에 "배를 따뜻하게 하고 기를 내리고, 혀를 보하고 양에 이로운 것"으로 게재되어 있다. 또 설사에 잘 듣는 것으로 부추죽이 사용되어 왔다.

부추의 강렬한 향기의 근원은 황하일이라는 성분 때문이며, 황화아릴에 들어있는 비타민 B가 함유되어있는데, 원래 비타민 B는 거의 소변으로 몸 밖으로 배설되고 마는 데 비해, 부추에 들어있는 비타민 B는 몸 안에 축적된다. 그러므로 비타민 B를 섭취하려고

부추에 함유된 영양소
비타민B : 0.25mg
비타민C : 25mg
베타 카로틴 : 1,800mg
칼슘 : 50mg
칼륨, 철

할 때는 부추를 넣어 먹으면 좋은 것이다. 그밖에 베타 카
로틴이 1,800mg, 비타민 B1 0.06mg, 비타민 B2가 0.19mg,
비타민 C가 25mg, 칼슘이 50mg, 칼륨과 철이 조금 들어있
다. 제철은 연중이다. 잎이 두터운 것을 고르자.

를 많이 피우는 사람들
에게 효과적인 피망(甘, 辛)

의 원산지는 브라질의 아마존지방이다. 베타 카로틴이 150mg, 비타민 C가 80mg함유되어있는데, 100g를 기준으로 할 때는 비타민 C의 함유량은 레몬과 같다. 그러나 똑같은 비타민 C도 피망의 것은 안정되어있고, 열에 강하다.

담배를 많이 피우는 사람은 비타민 C의 필요량도 많으므로 야채 스프에 많이 넣으면 좋다.

베타 카로틴 : 150mg
비타민C : 80mg

5 질병 유형에 따른 야채 스프의 효능

야채 스프는 좀 더 개개인의 체질에 맞는 것을
처방해 나가지 않으면 진실로 특별한 효과가 없을
것이다. 왜냐하면 우선 제각기 안고 있는 질병이
종류가 다르고 연령도, 사는 지역도 다르기 때문
이다.

한방의 성립 과정

　　　　　　　에서는 음식물을 연구해서 건강을 유지해
왔다.

　야채 스프는 제각기 질병이나 지역 등에 따른 처방전을
연구해 나가지 않으면 안 된다.

　이 장에서는 야채 스프 처방에 대해 한방의 성립에서부
터 찾아 보기로 한다. 중국의 한방은 황제의학이라는 것에
서부터 출발 했다. 황제의학이란 조리사가 황제의 건강을
위해 연구한 노하우를 말하는 것이다.

　고대 중국에 있어서 황세는 황제다운 카리스마성을 지니
고 국가를 다스리기 위해 언제나 건강을 유지할 필요가 있
었다. 광활한 중국에서는 황제에게 무언가 이변이 있으면
곧바로 권력투쟁이 생겨 전국이 동란에 휩쓸리고 만다. 오
늘날의 정치가도 권력을 잃게 될 우려가 있기 때문에 자신

의 병을 공개하지 않는다.

한편 옛날에는 오늘날과 같은 의료제도가 없었기 때문에 [식의]라는 것이 존재해서 황제의 건강을 체크하였다. 이른바 조리사가 그날의 몸의 상태를 진찰하고 피곤한 기색이라면 이것, 배가 아프다면 이것, 식으로 음식물을 연구해서 건강을 유지하도록 하였던 것이다. 질병뿐만 아니라 아이를 만드는 것도 황제의 중요한 일이었으므로 정력을 유달리 강하게 할 필요도 있었다.

인간에게는 호메오스타시스라는 항상성(恒常性), 자가 부활력 등으로 면역이 되는 능력이 존재한다. 먹음으로써 이 호메오스타시스를 높여 나가자는 것이 한방의 기본 개념인 것이다. [의식동원] 즉 병을 고치는 것과 먹는 것은 같은 뿌리를 두고 있다는 말인데, 이것을 단적으로 표현한 말이다.

이것이 점점 발달해서 한방의 개념이 성립하고, 궁정뿐만 아니라 민간에도 확신되기 시작해, 중국 각지에 제각기 지역에 따른 한방약이 성립되어 갔던 것이다.

2 체질에 맞게 처방해야 한다

중국에서는 4대 요리라는 것이 있다. 즉 북경, 사천, 광동, 사해의 4개 지방에서 발달한 요리를 말하는데, 한방에서도 이 4대 요리에 대응하도록 4종류로 나누어서 발달해 왔다. 왜냐하면 중국은 광활하고 각 지역마다 제각기 산물도 기후도 민족도 다르고, 식생활도 모두 다르기 때문이다.

바다에 가까운 곳이면 생선을 충분히 먹고, 산 속이라면 야채 중심이다. 추운 지방이라면 매운 것을 먹는다. 이 때문에 제각기 지역의 특색에 맞는 한방약이 발달해 왔던 것이다.

필자는 일본에서 서양의학을 배운 뒤 한국의 대학에서 한방을 배웠다. 한국 사람들을 고칠 수 있게 되어 기쁜 마음으로 일본으로 돌아와 일본인 환자를 고치려고 하였으나,

시원한 효과가 없었다. 그 이유는 분명하다.

한국인과 일본인의 체질이 다르기 때문이다. 한국은 춥기 때문에 김치를 주요 반찬으로 먹으면서 생활을 하고 있다. 한국인은 가슴앓이도, 위염도 일으키지 않는다.

12월의 추운 계절이 되면 일본인은 코트를 입는데, 한국인은 스웨터 하나로도 태연하다. 전혀 체질이 다른 것이다.

또 물도 다르다. 한국의 물은 정수이므로 일본인의 몸에는 맞지 않는다. 이와 같이 다른 환경에서 자란 한국인과 일본인의 체질이 다른 것은 당연할 것이다. 달이는 약 자체도 당연히 다르다. 한국이나 중국인에게 잘 듣는 한방약이 일본인인 필자에게는 의외로 효과가 없는 것이다.

가장 큰 차이는 풍토의 차이라고 생각한다. 일본은 섬나라이고 바다로 둘러싸여 있기 때문에 대륙보다 습기가 많고 여름에는 무더운 것이 특징이다. 이 때문에 일본인은 한방에서 말하는 [습열]이 들어차기 쉬운 체질로 되어있는 것이다.

[습열]이야말로 일본에서 병의 원인으로 가장 많고 장마철에 질병이 악화되기 쉬운 것은 당연한 것이다. 이 [습열]에 대응한 것이 아니면 한방약이건 야채 스프건 효과는 반으로 줄어들고 마는 것이다.

야채 스프는 좀 더 개개인의 체질에 맞는 것을 처방해

나가지 않으면 진실로 특별한 효과가 없을 것이다. 왜냐하면 우선 제각기 안고 있는 질병이 종류가 다르고 연령도, 사는 지역도 다르기 때문이다. 북부지방이라면 염분의 섭취량이 많고 해변이라면 어패류를 많이 먹는다. 산속이라면 야채중심이 될 것이고, 추운 곳에서는 매운 것을 먹는다.

작은 일본이라도 광활한 중국을 축소한 것 같은 풍토가 있는 것이다. 중국에서 상해중의와 북경중의는 처방의 방법이 전혀 다르듯이, 일본에서도 제각기 지역에 대응한 처방전을 생각해 나가지 않으면 안 된다고 생각한다. 한국에서도 마찬가지이다.

3 질병의 증상에 맞추어서 먹어야 하는 야채 스프

앞서 말한 바와 같이, 인간에게는 다양한 체질의 차이가 있으며 식생활도 지역이나 민족에 따라서 크게 다르다. 물론 질병도 여러 가지 종류가 있으며 질병에 따라서 정반대의 효능을 지닌 약을 사용하지 않으면 안 되는 경우가 있다.

그러므로 야채 스프가 효과가 있다고 해도 기본 6종류의 야채 스프로 모든 질병에 대응할 수 있다고 단정해 버리는 것은 잘못이다. 질병의 여러 가지 종류에 따라서 기본 스프에 어떤 야채를 첨가해서 강화해야 하는지에 대해서 연구해 보았다.

야채 스프가 효과가 있다고 해도 기본 야채 종류의 야채 스프로 모든 질병에 대응할 수 있다고 단정하는 것은 잘못이다.

만성적인 지병을 지니고 있는 사람이나 어떤 특정 질병에 신경이 쓰이는 사람은 이 장을 참고로 해서 자기 나름대로 야채 스프를 만들어 병마를 극복하는데 도움이 되기 바란다.

4 는 우엉을 첨가한다

동맥경화를 예방하는 데는 우엉이 좋다.

동맥경화 방지에는 콜레스테롤을 낮출 필요가 있으므로 우엉을 첨가하면 좋을 것이다.

그러나 그것만으로는 불충분하다. 뇌졸중, 이른바 뇌경색 뇌출혈과 협심증 심근경색과 같은 머리와 심장의 질병이 발작을 일으킬 때에는 고혈압이 그 밑바탕에 있다.

그러므로 당연히 고혈압에 대한 대책도 어울러 이루어지지 않으면 안 된다.

오이, 우엉, 순무, 파슬리, 부추

을 원활하게 하는 것이 고혈압 예방에도 도움이 되므로 이런 점에서는 우엉이 좋다.

최근에는 줄어들고 있는데, 뇌졸중 심근경색의 발작은 옛날 시골의 농가에서 많았던 질병이다.

옛날 농가의 화장실은 대체로 밖에 있었기 때문에 추운 겨울날 화장실에 가면 혈관이 갑자기 수축이 되고 마는 것이다. 게다가 힘을 쓰게 되면 혈압이 오른다. 순간, 머리의 혈관이 터져 버리거나 혈액의 흐름이 바뀌고 혈전이 생겨 심근경색, 뇌경색이 되는 것이다.

고혈압 대책에는 이뇨작용이 있는 칼륨이 소쿠엘시트린을 많이 함유한 오이를 넣으면 좋을 것이다. 또 고혈압이 있는 사람은 때때로 변비로 인해 복압이 상승하면서 혈압이 더욱 높아지게 된다. 그러므로 배변을 원활하게 하는

것이 고혈압의 대책도 되므로 이점에서 우엉이 필요하게
된다.

한방적인 방식으로는 고혈압을 [두중]이라든가 또는 [두
침]이라고 한다. 머리가 무거운 것이 고혈압 증상의 하나이
기 때문이다. 그 원인으로는 [습열] [담습] [중기부족]의 3종
류를 생각할 수 있다.

[습열]이 관련이 있는 것이라면 열을 식혀서 몸의 수분을
배설해야 하므로 청열, 이수 효과가 있는 오이를 첨가하면
좋고, [담습]이 관련이 있는 것이라면 몸의 수분을 배설함
과 동시에 몸을 따뜻하게 해야 하므로 온보, 이수작용이
있는 순무를 첨가하면 좋을 것이다.

[습열]인지 [담습]인지 알기 위해서는 혀를 보면 알수 있
다. [담습]이 원인인 경우, 수용성의 구토나 설태가 흰 것이

〈한방용어풀이〉
습열(濕熱)-습과 열이 겹쳐서 생긴 여러 가지 병
습(濕)-양기를 소모하고 기(氣)의 순환을 더디게 한다.
담(痰) 몸 안의 진액이 일정한 부분에 몰려서 걸죽하고 탁하게 된 것, 가래를 말
    함
중기 부족(中氣 不足) 비위(脾胃)의 기가 허약해진 병증, 소화가 안 되고 배가 끓
    음
이기(理氣) -기(氣)의 병을 치료한다는 뜻
설태-혀 바닥에 이끼처럼 덥힌 물질

특정이다. 희다는 것은 몸이 차가워지고 있음을 의미한다. 그러므로 따뜻하게 해 줄 필요가 있는 것이다.

　[습열]이 원인인 경우의 특징은 얼굴이 홍조를 띠고 있거나 요尿가 황색을 띤다. 또 피로감, 무력감, 식욕부진 등이 뒤따르는 고혈압은 [중기부족]이라고 해서 기氣가 부족한 탓에 생기는 것으로 생각된다. 그러므로 기를 보하는, 즉 보기 작용이 있는 파슬리를 첨가할 필요가 있는데, 그와 동시에 기를 돌리는, 즉 이기작용이 있는 부추도 추가하는 것이 좋을 것이다.

—

부추 우엉 셀러리 파슬리 피망

뇌졸중은 뇌경색과 뇌출혈로 나뉜다. 뇌경색이 라는 것은 뇌 속에 달리고 있는 혈관이 좁고 가늘게 되어 혈액순환이 이루어지지 않게 되고, 뇌세포가 영양부족으로 부분적으로 괴사하는 것이다.

뇌출혈은 뇌 속에 달리고 있는 혈관이 터져 출혈을 하고 뇌의 세포가 눌려 압박을 받음으로써 죽거나 반신불수가 되는, 매우 무서운 질병이다. 불행하게도 뇌졸중에 걸려 손발의 마비가 남는 상태를 한방에서는 [사지마목四肢麻木]이라 하는데, 이른바 중풍의 상태를 가리킨다. 이 원인은 4가지를 생각할 수 있다.

손발이 저리고, 힘이 없다, 안색이 노랗고, 윤기가 없다, 숨이 차고, 심장이 두근거린다, 불면, 설태가 희고 엷다, 맥이 약하다. 이 같은 자각증상이 있을 때에는 [기혈양허]라고 해서 기와 혈 양쪽이 부족한 것으로 생각할 수 있다.

이 경우에는 보기 보혈의 효과를 지닌 부추를 넣으면 좋을 것이다.

마비에다가 땅기는 통증이 뒤따르고, 쓰다듬으면 부드럽고, 거무죽죽한 안색과 입술이 파랗고, 설태가 건조한 증상일 때에는 [기체혈어]이므로 기를 돌리기 위해 셀러리나 피망을, [구어]를 위해 우엉을 첨가하면 좋을 것이다.

머리가 어지럽고 현기증이 나며, 두통 초조 자주 꿈을 꾸고, 설태가 적은 등의 증상인 경우에는 [간풍내동]이라는 것을 생각할 수 있다. 잘 이해하기 어려운 말인데, 간단히 말해서 스트레스이다. 그러므로 항 스트레스 작용이 있는 것을 넣을 필요가 있다.

한방에서는 그것을 [소설]이라고 하는데, 셀러리 등이 효과적이다. 기를 돌릴 필요도 있으므로 파스리도 첨가하기 바란다.

〈한방용어풀이〉

이기(理氣)-기(氣)의 병을 치료한다는 뜻
온보(溫補)-몸을 따뜻하게 하고, 허약한 부분을 보충하는 것
이수(利水)-소변을 잘 나오게 하는 것.
기체어혈(氣滯瘀血)-기가 한 곳에 몰린지 오래되어 어혈이 된 것
어혈(瘀血)-피가 일정한 곳에 머물러서 생긴 병증
소설(疏泄)-막힌 것을 뚫어주고, 몰린 것을 내보내는 기능
기혈양허(氣血兩虛)-기(氣)와 혈(血)이 모두 약한 것
동계-가슴이 두근거리는 것

마비에 가려움증이 뒤따르고, 현기증, 구토, 담이 많고, 등이 무겁고 나른하고, 설태가 흰 증상의 경우에는 [풍담조락]을 생각할 수 있다. 담이라는 것은 습기가 뭉친 것이고, 풍이라는 것은 이곳저곳으로 난다는 것이다. 그러므로 담을 제거하기 위해 [이수]를 하지 않으면 안 되기 때문에 무의 양을 늘리자. 그리고 이곳저곳으로 난다는 것은 [어혈]이 관련이 있으므로 우엉을 넣을 필요가 있다고 생각한다.

7 심근경색-파슬리 쑥갓 생강 우엉 셀러리 부추

심근경색은 동맥경화에 따라서 심장의 혈관이 단단하게 좁아지고 심장의 일부가 산소부족으로 괴사함으로써 생기게 된다.

한방적으로는 [흉통]이라 하는데, 3가지 원인이 있다. 땅기는 듯한 통증이 증감하고, 가슴이 답답하며, 중증인 경우에는 등 왼쪽 어깨와 엉덩이에까지 퍼진다.

안색이 창백해지고 한기, 식은땀 등의 증상이 뒤따를 때에는 [한응 기체]라고 한다.

즉, 심장에 힘이 없고 에너지 부족의 상태인 것이다. 관상동맥이(심장 주위에 관처럼 달리고 있는 동맥) 막혀 영양 공급이 안되어 양기부족의 현상이 일어난 것이다. 그 때문에 [이기]를 해줄 필요가 있으므로 파슬리, 쑥갓을 넣으면 좋을 것이다.

그리고 [온보], 즉 따뜻하게 해줄 필요도 있으므로 생강의 양을 늘려 준다. 고정적으로 심한 통증이 있고, 심할 때에는 칼로 째는 듯한 통증과 식은땀, 동계, 초조 불안감 등이 뒤따르고 발작이 가라앉은 뒤에는 피로, 권태감이 나며, 혀는 새파랗고 어두운 빛, 또는 어반을 볼 수 있으면 틀림없는 협심증의 증상이다.

원인으로는 [심혈 어조]를 생각할 수 있다. 혈관이 막히는 것이므로 어혈을 제거하기 위해 우엉을, 그리고 기를 돌리기 위해 피망, 셀러리 등을 첨가하면 좋을 것이다.

흉부에 둔한 통증이 지속되고 증감하며, 동계, 숨참, 불면이 있고, 운동을 하면 증상이 늘고, 열을 느끼며, 요가 짙고, 입이 마르며 설태가 적은 증상인 경우에는 [심기 음양허]라고 해서, 기도 혈도 없어지고 있는 것으로 생각할수 있다. 그러므로 기와 혈 양쪽을 보하는 효과가 있는 부추를 첨가하면 좋을 것이다.

〈한방용어풀이〉

간풍내동(肝風內動)-스트레스의 일종
흉통(胸痛)-가슴이 아픈 것
심기음양허(心氣陰兩虛)-의기능, 활동 모두가 약한 것을 말함
폐기허(肺氣虛)-폐의 기가 허약한 것

8 호흡기질환-표고버섯 피망
파슬리 무 당근 호박 쑥갓

여기서는 우리들 주변의 환경 문제나 일상적
인 스트레스에 의해서 걸리기 쉬운 질환에 대해서 알아보
도록 한다. 우선, 감기에 잘 걸리는 사람, 헤비 스모커, 폐
암이 우려되는 사람 등 호흡기계 질환에 대한 처방전을 생
각해 본다.

감기에 걸리면 곧바로 목이 피해를 입어 기침이 나오는
사람에게는 기침을 멎게 하는 성분인 알파비넨벤즈알데히
드가 많은 쑥갓을 넣으면 좋을 것이다.

또 점막을 강화하는 베타카로틴이 많은 호박도 넣기 바
란다. 특히 폐암의 우려가 있는 사람은 항암 작용이 있는
렌치난을 함유하고 인터페론 유기작용이 있는 표고버섯도
첨가하기 바란다. 값이 싼 시기라면 비타민C가 풍부한 피
망 파스리를 약간 첨가해도 좋을 것이다. 호흡기에 질환이

있는 경우에 특이한 기침에 대해서 한방에서는 어떻게 생각하고 있는지 약간 언급해 보자. 기침에 대한 것을 한방용어로 [해소]라 하고, [담습] [비허] [폐기허]의 3가지 원인이 있는 것으로 알려져 있다.

이 가운데 [담습]의 해소는 흰색이 많은 담이 따라오는 특징이다. 담이 있는 경우에는 [이수]를 해줄 필요가 있는데, 흰 색의 담이 나온다는 것은 몸이 차다는 증거이므로, 똑같은 이수작용이 있는 야채라도 몸을 식히는 무가 아니고 따뜻하게 해주는 순무가 좋다.

[비허]라는 것은 위장이 약하다는 뜻이다. 천식이 있는 사람은 폐만 나쁜 것이 아니고 대체로 위장이 약하다. 과식을 하면 천식이 나타나는 것은 그 증거이다. 그러므로 한방에서 천식을 치료하는 경우, 실제로 기관지를 고치는 약도 조제하는데, 거기에 추가해서 위장약도 조제하는 것이 보통이다. 야채 스프의 경우에는 [보기]를 위해 쑥갓이나 파슬리를 넣으면 좋을 것이다.

쑥갓이나 파슬리 등 향기가 높은 것은 정신 안정작용도 한다. 천식은 스트레스와도 관계가 있으므로 이런 의미에서도 효과를 기대할 수 있다. 천식이라는 것은 발작을 일으키려고 할 때 약이 있으면 안도감이 생기고, 약이 없을 때 발작을 일으키면 어떻게 하나 하고 걱정하는 순간 기침이

나와 버리고 마는, 정신적으로 대단히 예민한 질병이다.

셀러리도 향기가 높기 때문에 정신안정작용도 있는데, [이기]를 목적으로 할 때는 파슬리가 뛰어나다. 또 천식은 기가 위로 올라오기 때문에 일어나는 것인데, 쑥갓은 기를 낮추는 효과가 있다.

숨이 차고, 묽은 담이 나오고 안색이 흰 증상인 경우에는 [폐기허]를 생각할 수 있으므로, 기를 보하기 위해 당근의 양을 늘려 보기 바란다. 당근은 비타민 A가 풍부하므로 점막의 강화에도 효력이 있다.

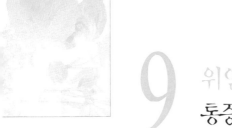

9 위염, 위궤양 명치 언저리의 통증 순무 무 파슬리 오이 쑥

위염 · 위궤양 · 명치어저리의 통증과 같은 증
상인 경우에는 성분을 고려하면 디아스타아제 · 아밀라아제
라고 하는 소화효소가 함유되어 있는 순무를 첨가하여야
할 것이다. 그러나 명치언저리의 통증이라는 증상에 한해서
는 몸을 따뜻하게 하는 순무보다도 식히는 작용이 있는 무
의 양을 늘리는 것이 좋을 것이다.

또 맛이 쓴 것도 위에 내리는, 즉 위산의 분비를 낮추는
효과가 있으므로, 파슬리처럼 씹어서 쓴 것, 푸르디 푸른
것을 추가하는 방법도 있다. 요즘 유행하고 있는 [녹즙]이
라는 것도 이 같은 사고방식에서 나온 것이라고 생각한다.
이 명치언저리의 통증 위염 등 상복부에 불쾌감이 있는 증
상이 한방에서는 [조잡]으로 불리고 있으며, 원인으로는 [위
열]과 [간위불화]의 2가지가 있는 것으로 생각되고 있다.

[위열]이라는 것은 앞서 말한 봐와 같이 매운 것, 기름기가 많은 것, 음주벽 등으로 인해서 위에 열이 올라 생기게 되는 증상이므로 청량, 이기 작용이 있는 무의 양을 늘리거나 파슬리를 첨가하기 바란다. 파슬리가 몸을 식히는 작용에 강하다.

[간위불화]라는 것은 이른바 스트레스성 위염을 말한다. 간肝은 분노의 장기이고, 상극으로 말하자면 [목극토] 즉 목木은 토土를 해치기 때문에 위가 약화하는 것으로 생각되고 있는 것이다. 이 때문에 간장 속의 기가 잘 돌도록 해주는 것이 필요하므로 셀러리를 첨가하기 바란다. 또 이기를 하기 위해 무의 양을 늘리거나 파슬리도 첨가하기 바란다.

위궤양의 경우 위궤양은 명치언저리의 통증뿐만 아니라 위산의 분비가 과다해져 위의 점막이 상하거나 위점막의 방어기능이 저하함으로써 구멍이 뚫리는 것이다. 한방에서는 [위완통]이라 하고, [간화범위], [간기울결] [혈어] 3가지를 생각할 수 있다.

간화범위란, 간위불화와 비슷해서 스트레스나 매운 음식물의 과다섭취 등으로 인해서 위에 열이 고이게 되어 일어나게 된다. 급성의 심한 위통, 입이 마르고, 변비 호흡이 거칠어지게 되는 증상이 특징이다.

그러므로 우선 스트레스를 제거하기 위해 [소설]을 할 필요가 있으므로 셀러리를 첨가하고, 청량 이기를 위해는 무의 양을 늘리거나 파슬리 또는 오이를 첨가하기 바란다.

[간기울결]이란 실제로 위궤양은 아닌데, 시험이 다가오면 위가 콕콕 찌르는 통증이 있는 등의 증상으로, 이것도 [소설]을 위해 셀러리를, [이기]를 위해 파슬리를 첨가 하면 좋을 것이다. 다음의 경우는 [어혈]이 원인이다.

여성이 위에 통증을 호소하는 경우, 생리와 관련 있는 경우가 많다. 그러므로 피를 깨끗이 하기 위해 우엉을 첨가하면 좋을 것이다.

우엉에는 지혈작용도 있으므로 토혈의 증상이 있는 경우에는 보다 더 효과적이다. 또 지혈에는 쑥이 상당히 효력을 발휘하므로 대신 쑥을 첨가해도 좋을 것이다.

〈한방용어풀이〉

위열(胃熱)-위에 열이 잇는 것
간위불화(肝胃不和)-간과 위의 기능이 조화롭지 못한 것
목극토(木剋土)-5행의 상극관계의 하나로, 목(木)의 속성을 가진 사물이 토(土)의
　　　　　　　속성을 가진 사물을 제약한다는 것
위완통(胃脘痛) 명치끝이 아픈 것
간화범위(肝火犯胃)-간의 열이 폐를 침범하여 생긴 병증
간화 간지가 왕성하여 생긴 병
간기울결(肝氣鬱結)-간지가 몰려서 생긴 병
선노(善怒)-초조함을 말함
혈도증(血道症)

10 어린이 스트레스-평지 표고버섯 셀러리 파슬리 피망 쑥갓 호박 부추

스트레스는 칼슘부족이 원인이라고 앞에서 언급한 바 있다.

스트레스를 많이 받는 비즈니스맨, 단 것을 자주 먹는 성장기의 어린이, 그리고 노인 등은 칼슘 부족으로 침착성을 잃게 되므로, 칼슘이 듬뿍 들어 있는 평지를 첨가하기 바란다. 특히 노인의 경우는 칼슘의 흡수율이 좋지 않아 이것이 치매의 원인으로도 되고 있으므로 흡수율을 높이는 비타민 D를 듬뿍 함유한 표고버섯도 첨가하면 보다 더 효과적이다. 또 진정물질인 아핀을 많이 함유한 셀러리를 첨가하면 효과는 배로 증가한다.

한방적으로 말하자면 초조해하는 것을 [선노]라고 한다. 특별한 이유도 없는데 초조해하고 화를 잘 내게 되는 현상을 말하는 것이다. 원인으로는 [간울기체] [간비불화] [간신음허] 3가지를 생각할 수 있다. 모두 긴장과 관련이 있음을 할 수 있을 것이다.

우선 [간울기체]는 정신적으로 우울하거나, 억울, 사물에 대해서 지나치게 생각하거나, 욕구불만 등이 원인으로, 가슴과 겨드랑이에 찌르는 듯한 통증을 느끼거나 한숨을 많이 내쉬는 것이 특징이다. 그러므로 [소설]을 위해 셀러리를, [이기]를 위해 파슬리를 첨가하면 좋을 것이다.

초조함 외에 식욕부진, 설사 등의 증상이 있을 때에는 [간비불화]라고 해서 간의 [소설]이 원활하지 못하여 비의 정상적인 기능을 유지할 수 없는 것을 말한다. [소설]을 위해 셀러리를, 기를 보하기 위해 호박을, [기]를 내리기 위해 쑥갓을 첨가하면 좋을 것이다.

초조할 때에는 상기되고 있으므로 [기]를 내리게 할 필요가 있다. [간신음허]라는 것은 지쳐있기 때문에 점점 화를 내게 되는 것을 가리킨다. 이 때문에 간신을 자양하기 위해 부추를 첨가하면 좋을 것이다. 원기를 회복하면 분노도 자연히 가라앉는다.

11 생리통 월경불순-우엉 순무
셀러리 파슬리 부추 당근

생리통 월경불순 등의 부인병의 공통적인 원인은 [어혈]이다.

이 때문에 [어혈]을 제거하고 혈도증을 개선하는 우엉을, 그리고 몸을 따뜻하게 하고 [기]의 작용을 늘리는 순무를 넣으면 좋을 것이다. 그러나 엄밀하게 말해서 한방에서는 월경불순과 생리통은 별개의 것으로 생각하고 있는데, 약간 설명이 필요하다.

우선 월경불순을 생각해 보자. 월경불순은 [경행성후무정기]라 하고, 그 이름 그대로 월경의 주기가 짧아지거나 길어지거나 하는 것인데, 만성화 되면 불임증이 되거나 자궁에 출혈을 볼 수 있게 된다. [간울신허]와 [심비양허]의 2가지를 원인으로 생각할 수 있다.

[간울]이란 이제까지 몇 번이나 언급한 것처럼 스트레스

를 말하는 것이다. 직장이나 학교 등의 환경이 바뀌거나, 연애문제로 고민하는 것이 원인이 되어 생리가 나오지 않는 것이다.

[신허]란 태어날 때부터 체질이 약한 사람을 말한다. 그러므로 [소설]을 위해 셀러리를, [보기]를 위해 부추를 스프에 넣으면 좋을 것이다.

이에 반해, [심비양허]란 몸도 마음도 지쳐 버린 상태를 가리킨다. 이 때문에 [보기] [보혈] 양쪽에 효과가 있는 부추를 넣도록 하며, 보혈강화를 위해 당근의 양을 늘리는 것도 좋을 것이다.

월경통은 [경행복통]이라고 한다. 월경기나 월경전후에 하복부에 강한 통증이 생기는 것을 가리키는데, 가벼운 통증이 생기는 정도이면 정상적인 현상으로 간주되고 있다.

원인으로는 [간울기체] [혈어] [한습] [기혈양허]의 4가지를 들수 있다.

경혈의 양이 일정하지 않고 피의 빛깔이 홍 또는 자색을 띨 경우에는 [간울기체]가 원인으로 생각된다. 월경불순과 마찬가지로 셀러리와 파슬리를 첨가한다.

하복부의 통증이 허리에까지 퍼지고, 경혈이 어두운 자색을 띠며 핏덩어리가 섞여있는 경우에는 [어혈]이 원인이다. 그러므로 [구어]를 위해 우엉을 넣도록 하자.

또 핏덩어리가 있다는 것은 어딘가 피가 부족한 것이므로 보혈을 위해 부추를 첨가하면 좋을 것이다.

생리통일 때 배에 회로 (품속에 지녀 몸을 따스하게 하는 도구)를 넣어두면 편해지는 수가 있다. 이런 때에는 냉과 습도가 관계가 있으므로 [온보이수]의 효과가 높은 순무를 첨가하기 바란다.

[기혈양허] [심비양허]와 마찬가지로 몸도 마음도 지쳐버린 상태이므로 보기, 보혈을 위해 부추를 넣어주기 바란다.

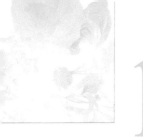

12 거친 피부, 여드름, 검버섯-율무 파슬리 피망 셀러리 오이 무

피부에 관련된 질환의 경우는 피부를 깨끗하여 검버섯을 제거하는 효과가 있는 율무의 양을 늘려 주면 좋을 것이다. 또 피부가 거친 사람의 공통적인 특징으로서 변비가 있으므로, 해독작용이 있고 배변을 원활하게 하는 식품섬유질이 많은 우엉이 필요하다.

검버섯의 근원이 되는 멜라닌색소가 생기고 자라는 것을 억제하고 피부의 탄력, 윤기의 근원이 되는 콜라겐증상에 효과가 있는 비타민 C를 많이 섭취할 필요가 있으므로 파슬리나 피망도 넣기 바란다. 여드름을 한방에서는 [좌창]이라고 하며, 원인으로는 [위열] [혈열]의 2가지로 생각되고 있다.

위가 나빠지면 입에서 냄새가 나거나 목이 마르거나 또한 여드름이 생기는데, 이것은 위의 열이 원인이다. 시원하게 하기위해 무의 양을 늘리고, [이기]를 위해 파슬리도 넣는다. 파슬리의 쓴맛은 열을 제거하는 작용도 있으므로 두 가지 이득이 있다.

생리가 다가오면 여드름이 생긴다는 경우는 어혈이 원인이므로 혈열을 제거하는 우엉을 첨가하고 율무의 양을 늘려주기 바란다. 율무는 여드름의 자리가 남지 않게 하는 효과도 있다.

검버섯을 한방에서는 [피부갈반]이라고 한다. 또 간장과 같은 색깔이라는 이유로 [간반] 이라고도 한다. 원인으로는 [간울기체]와 [습열] 2가지가 있다.

반점의 경계가 뚜렷하고 안면이나 코, 눈언저리에 많은 경우에는 [간울기체]가 원인이다. 간울이란 몇 번 되풀이한 것처럼 스트레스를 말하는 것이다. 그러므로 [소설]을 위해 셀러리를, [이기]를 위해 파슬리나 피망을 첨가하기 바란다.

반점이 이마나 입술 언저리, 코 부위에 많고 반점 주변의 경계가 에매하며 중심부가 짙은 색의 경우에는 [습열]이 원인으로 생각된다. [청량] [이수]를 하기 위해 오이를 첨가하거나 무의 양을 늘려주기 바란다.

피부를 매끄럽게 하는 효과가 있다는 이유로 오이팩이 유행한 적이 있었는데 오이의 [청량] [이수] 효과를 이용한 것이다.

13 피로, 집중력 저하·부추 우엉 순무 파슬리

피로라는 것은 이른바 지쳐있는 상태이다. 자양강장을 위해 우엉을, 원기의 근원인 [양기초]라는 별명을 가진 부추를 넣으면 좋을 것이다. 한방에서는 이와 같은 상태를 [피핍]이라고 하는데, 원인으로 [버허습곤]과 [기혈양허]의 2가지를 생각할 수 있다. 피로나 과음, 과식에 의해 [비]의 기능이 저하되면, [습]이 쌓이게 된다. 이것이 [비허습곤]이다.

　[이수]를 위해 순무를, [보기]와 [이기]를 위해 파슬리와 부추를 넣기 바란다. 선천적으로 [기]의 힘이 약하거나, 병후 나 만성병인 경우에는 [혈]도 [기]도 부족한 [기혈양허]이다.

14 치질-우엉 무 오이

치질은 한방에서 [항렬]이라 하고, 기본적으로 어혈과 관련이 있으므로 [구어]의 작용이 있는 우엉을 넣으면 좋은데, 좀더 상세하게 말하면 [조화변비]와 [습열]의 2가지 원인이 있다.

[조화변비]란 간단히 말해서 변비로 인해 항문이 말라서 째진다는 것이다. [어혈]과 관련이 있으므로 [어혈]을 제거하기 위해 우엉을, [청량]을 위해 무의 양을 늘린다.

치질이 있으면 배변시에 심한 복통이 뒤따르고, 선혈이 뚝뚝 떨어지고, 항문이 밑으로 처지는 느낌이 든다. 발열, 오한, 식욕부진이 있다. 이런 경우에는 [습열]과 관련이 있는 것으로 생각된다.

[청량] [이수]를 위해 무의 양을 늘리거나 오이를 첨가하기 바란다.

15 골조송증-표고버섯 평지

골조송증이란 칼슘의 흡수가 저해되고 뼈가 무르게 된 상태를 가리킨다.

칼슘을 많이 함유한 평지를 가하는 것은 물론, 비타민 D가 많은 표고버섯도 반듯이 첨가하기 바란다. 칼슘은 비타민 D가 작용하기 때문에 몸 안에 흡수된다. 따라서 특히 흡수성이 낮아진 노인, 폐경 후의 여성은 반드시 첨가해야 한다.

표고버섯

버섯에 함유되어 있는 렌치난은 항암작용을 하는 것으로 인정되고 있으며, 또한 인터페론 유기작용함으로, 암이 우려되는 사람은 표고버섯을 첨가하면 좋을 것이다. 그러면 암의 예방에 효과가 있을 것이다.

17 고지혈증 - 표고버섯 우엉

고지혈증이란 포식을 계속해서 중성지방이나 콜레스테롤이 혈중에 많이진 상태를 가리킨다.

혈중콜레스테롤을 낮추는 작용이 있는 표고버섯을 첨가하면 좋을 것이다.

또 한방에서는 고지혈증이라는 개념을 인성하지 않으니 증상이 [허혈]과 똑같은 것으로 보고 있음으로 우엉도 함께 사용하면 효과를 기대할 수 있을 것이다.

18 외식이 많고 육식으로 편중 되기 쉬운 사람-우엉 파슬리 목이버섯

육식이 많은 사람은 아무래도 대장암의 위험성이 높다. 육류는 장 속에 오래 머물면 이상발효가 생기고, 그것이 암의 원인이 되기 때문이다. 육식이 많은 구미 사람들의 장腸은 곡물을 주식으로 하는 우리들의 장보다는 평균 2m 정도 짧은 것 같은데, 이것은 장을 짧게 함으로서 음식물의 체류시간을 줄이고 이상발효에 의한 피해를 막으려고 한 자연의 섭리라고 생각한다.

배변을 원활하게 하고 장내의 불필요한 음식물의 체류시간을 짧게 하려민 물에 녹시 않는 식품섬유가 많이 함유된 우엉이 좋다는 것은 앞에서 말했다. 이밖에 장을 깨끗하게 해주는 성분인 피넨, 아피올을 많이 함유한 파슬리도 스프에 첨가할 것을 권한다.

또 한가지, 스프에 첨가하기에는 그다지 적합하지 않은

데 중국요리에서 많이 사용되는 목이버섯도 식품섬유를 듬뿍 함유한 식품이므로 대장암이 우려되는 사람은 야채볶음 등의 형태로 섭취하기 바란다.

목이버섯을 해초의 일종으로 착각하고 있는 분도 있는데 사실은 표고버섯과 똑같은 버섯의 일종이다. 한방약명은 [상근백피]라 하는데 뽕나무 뿌리에 기생하는 점에서 그같은 이름이 붙여진 것 같다.

이것은 [신腎]을 강화하며 원기의 근원이 된다. 영양학적으로 볼 때 식품섬유가 많은 것 외에, 혈중의 과잉 콜레스테롤을 제거하는 엘다데닌이라는 물질을 많이 함유하고 있으며, 열에 약한 비타민류를 보호하는 성질도 지니고 있다. 육류요리를 할 때에는 반듯이 어떤 형태로든 목이버섯을 섭취하는 것이 바람직하다.

야채 스프의 원리와 그 효능

1 자연 치유력을 높이는 한방, 야채 스프

야채 스프는 한방약이다. 한방에서는 식물이나 동물, 광물의 일부를 주로 달여서 마신다. 다시 말해 생약을 복용함으로써 치료해 나간다. 이런 의미에서 말한다면 야채 스프도 달여서 마시는 것이므로 탕제라고 할 수 있다.

그러므로 이 야채 스프는 서양 의학적으로 사용하는 것과 같은 즉효성 치료에 사용하는 것이 아니고 인간이 본래 지니고 있는 자연치유력을 높여감으로서 질병을 치료해 나가려는 것이므로, 아무래도 어느 정도 장기간 계속 복용하지 않으면 효과를 기대할 수 없다.

이것을 확실히 이해하도록 하기 위해 서양의학과 동양의학의 처방의 차이를 설명해 본다.

우선 이제까지 한방이라는 말을 간단하게 사용해 왔는데, 여기에서 '한방' 정의를 확실하게 내릴 필요가 있다고 본다.

한방이라는 말은 일반적으로 중국의학, 동양의학과 똑같은 의미로 사용되어 왔는데, 실은 한방이라는 말을 사용하고 있는 곳은 한국과 일본 뿐이다.

중국에서는 중국 의학의 약칭인 [중의中醫]라는 말을 주로 사용하고 있다. 또 앞에서도 언급한 바와 같이, 나라마다 체질에 맞는 약의 처방이 필요하고, 또 한국이나 일본의 한방은 각자 독자적으로 발달을 했으므로 엄밀하게 말해서 여기서 말하는 한방과 중국의 한방과는 현재로서는 조금 다르다고 할 수 있다. 그러나 이 책에서는 서양의학과 대비하는 의미에서 한방이라는 말을 사용하고 있으므로 동양의학, 중국의학과 같은 뜻으로 생각해도 상관이 없을 것이다.

2 동양의학과 서양의학의 중요 차이점

그러면 동양의학과 서양의학이 구체적으로 어떻게 다른 것일까?

첫째, 서양의학이 장기별로 질병에 대응하려고 하는데 대해서, 동양의학에서는 언제나 인체를 하나의 유기체로서 파악하고 있다는 것이다.

예를 들면 고혈압 환자의 경우, 서양의학에서는 혈압을 낮추는 약을 처방하는데 대해서, 동양의학에서는 고혈압 상태에 있는 것은 무언가 다를 장기에도 문제가 있다고 보고 그 치료 방법을 생각해 낸다.

둘째, 동양의학에서는 몸과 마음이 서로 깊게 연관되어 있는 것으로 받아드려, 치료에 있어서도 정신적인 문제에 대해서도 신체적인 면에서 접근하거나 또 반대의 방법을 취하거나 한다.

예를 들면, 스트레스가 심하면 궤양이 생기거나 하는데, 이런 경우 궤양을 치료함과 동시에 원인이 되고 있는 스트레스도 제거하지 않으면 정말로 치료한 것이라고 보지 않는다.

서양의학에서도 최근에는 신체적인 질병과 정신적인 면과의 관계를 중요시하는 경향이 나타나고 있는데, 동양의학에 비하면 아직 불충분하다고 할 수 있다.

셋째, 동양의학이 환자의 개인차, 즉 성별, 연령 체질, 몸무게 등의 차이에 따라서 약의 처방을 바꾸어나가는데 비해서, 서양의학은 그것을 가볍게 보고 있는 것이다. 물론 간난 아기나 유아, 성인의 약물 투여량 정도는 다른데, 노인과 한창 일할 나이의 성인, 몸집이 큰 남성과 몸집이 작은 여성도 일률적으로 같은 성인으로서 취급되기 쉬운 것이 서양의학의 현실이다. 약에 대한 알레르기, 부작용이 문제로 떠오르는 오늘날에 있어서는 이 개인차의 문제가 더욱 중요시되어야 할 것이다.

마지막으로 동양의학에서는 같은 질병인데도 병상에 따라서 다른 약을 사용하기도 한다. 이것을 [동병이치(同病異治)]라고 한다.

또 반대로 하나의 한방약이 다른 질병의 치료에 사용하기도 한다. 이것을 [이병동치]라고 한다. 이러한 치료는 서

양의학과 동양의학의 질병에 대한 견해 차이에서 오는 것
이다.

앞에서도 말한 바와 같이, 동양의학에서는 전체의 서로
뒤얽힌 연관성 가운데서 질병을 파악하므로 서양 의학에서
보면 다른 질병으로 보여도, 동양의학에서 보면 하나의 질
병으로서 파악할 수 있는 경우가 있다.

또 반대로 서양의학에서 하나의 질병으로 파악되고 있는
것이 동양의학에서는 몇 가지의 질병으로 생각하고 있는
경우도 있다.

예를 들면, 서양의학에서 천식으로 진단이 되었다고 하
자. 그러나 동양의학에서는 똑같은 천식의 증상이라도 '비
허' '신허' '폐음허'의 3구룹으로 분류한다. 또 반대로 비
허라는 질병도 서양 의학에서는 천식, 만성위염, 자반병,
두통이라는 4가지의 다른 질병의 집합체로 보고 있다.

표면상으로는 증상이 같고 동일한 질병으로 생각되어도
세밀히 관찰해 보면 여러 가지 원인이 단독으로 또는 복합
적으로 질병을 만들어 내고 있는 것으로 동양의학에서는
생각하고 있는 것이다.

반대로 이제까지 서양의학에서는 일병일인론─病─因論 즉
한가지 병에는 한가지 원인이 있다는 이론이 주류이다. 최
근에는 재검토가 진행되고 있지만, 전체적으로 볼 때는 아

직도 지배적인 생각이다.

　예를 들어, 이른 봄이 되면 사람들의 화제가 되고 있는 화분증이라는 질병이 있다. 원인이 삼나무의 꽃가루라고 해서 삼나무를 대량으로 벌채하거나 온종일 집안에 들어박혀 있거나, 방어용 마스크가 개발되기도 한다.

3 야채 스프가 여러가지 질병에 효과가 있는 이유

옛날 사람들에게는 화분증 같은 것은 없었고, 지금도 도시보다 훨씬 많은 꽃가루를 뒤집어쓰고 사는 시골 사람들에게는 전혀 없다. 도시에서도 걸리는 사람과 걸리지 않는 사람이 있는데, 이는 현대인의 생활 가운데서 인간이 본래 지니고 있는 면역 기능이 어떤 이유로든 파괴되고 있기 때문인 것이다.

삼목杉木의 꽃가루는 이 화분증을 가져오는 주요 원인, 직접적인 원인일지도 모르지만 유일한 원인으로는 생각하지 않는다. 그 근본적인 원인을 캐 들어가지 않으면 화분증이라는 질병을 치료할 수 있을 것이라 볼 수 없다. 이 기본적인 원인에 접근하려는 것을 동양의학에서 [본치本治]라고 한다.

물론 동향의학에서는 구급의 경우에는 대증요법적인對症

療法的 처치를 본치보다 우선해서 취하는 수가 있다. 이것을 [표치標治]라고 한다. 만성적인 질병인 경우에는 이 표치와 본치를 짜 맞추어서 치료를 진행해 나가는 것이 기본이다. 이것을 [표본동치標本同治]라고 한다.

서양의학에서도 동양의학과 마찬가지로 근본적인 원인에 접근하려는 것이라고 생각하는 분도 있을 것이다. 확실히 기본적으로는 같지만 서양의학은 처방의 기본을 증상의 공통성에 두고 있으므로, 증상이 복잡하면 복잡할수록 원인추구에 신중해져 대증요법의 단계에 머무르기 쉽다.

한편, 동양의학은 우선 원인으로서 공통성에 기반을 두고 있으므로 근본적인 원인에 도달하는 것이 비교적 빠르다. 그리고 이것은 결과적으로 [이병동치異病同治]로도 연결이 되는 것이다. 또 한방에서는 보통 10여종의 생약이 짜 맞추어져서 조제가 되고 있다. 따라서 적응하는 증상이 폭넓기 때문에 필연적으로 하나의 한방약으로 여러 가지 질병의 치료에 대응할 수 있다는 측면이 있는 것이다.

4 다섯 가지 맛이 균형잡힌 야채 스프

이제 미각의 문제에 대해서 살펴보자. 앞서 말한 바와 같이 맛도 다섯 가지로 나누어지므로 이것을 [5미五味]라고 한다. [산酸, 고苦, 감甘, 신辛, 함鹹]의 5가지이다.

[산]은 시고 사물을 짜릿하게 해주는 수렴작용이 있다. [고]의 쓴맛은 소염작용과 사물을 뭉치게 하는 작용이 있으며 가슴앓이 등에 효과가 있다. 가슴앓이의 약이 대체로 쓴 것은 이 때문이다. [감]은 반대로 사물을 따뜻하게 하는 작용이 있으며 자양강장 효과가 있다. [신]의 매운맛은, 향신료적인 매운 맛인데 이것은 땀을 흘리게 하고 열을 발산시키는 효과가 있다. [함]의 짠맛은 사물을 누그러뜨리는 작용이 있는 것으로 알려져 있다.

이 [5미]는 맛을 5가지로 분류한 것 뿐만이 아니다. 제각기 [5장], 즉 [간, 심, 비, 폐, 신에 대응하고 제각기 장기의 기능을 높여 주는 것으로 생각되고 있는 것이다. 더 나아가 이 5장이 [5부] 즉 담, 소장, 위, 대장, 방광에 대응하고 있는 것으로 생각되고 있다. [5장]은 내용이 충실한 실질장기이고, [5부]는 외관상으로 이루어진 중공장기이다. 일반적으로 [5장6부]라는 것은 [5부]에 [삼초]를 채운 것을 말하는 것이다.

여기에서 주의하지 않으면 안 될 것은 [간, 심, 비, 폐, 신] 등. 서양의학과 똑같은 말이 나오고 있는데 반드시 동일한 것을 가리키고 있는 것은 아니라는 것이다. 몸안의 기능을 오행학설에 바탕을 두고 5가지로 나누고 제각기 기능에 각 장기를 대표시켜서 분류한 것이다. [목木]에 대응하는 [신酸]이 똑같이 [목]에 대응하는 간, 담, 눈에 좋고, 상극의 관계에 있는 [토土]에 대응하는 비, 위 등을 상하게 하므로 그대로 이치에 맞는 것이다.

좀 더 설명을 하면 다음과 같다. 이를 태면 단팥죽처럼 단것에는 약간 소금을 넣으면 맛을 돋우게 된다고 한다. 이것은 [감][신]을 상하게 하므로 [신腎]에 좋은 소금을 넣어 보충해 주는 것이다. 맛을 돋우면 결과적으로 단맛의 전체량도 적어도 되기 때문에 몸을 위해서도 좋다.

마찬가지로 초酸 같은 것은 [비]나 [위]를 상하게 하므로 설탕이나 꿀을 첨가해서 2잔초로 하고 있다. 이것은 별다른 이유가 있어서 그렇게 하고 있는 것은 아니고 옛날 사람들이 경험적으로 몸에 좋은 맛을 만들어낸 것이다. 그러나 훌륭하게 상극, 상생의 관계를 나타내고 있다.

　요리를 할 때에 위에 짜 맞춤을 염두에 두면 맛이 마일드 하게 되어 맛있게 먹을 수 있는 것과 동시에 자연히 장기에 대한 해를 줄일 수가 있다. 야채 스프의 구성도 물론 똑같이 [5미]의 균형이 잡혀 있는 것이다.

　• **다섯 가지 맛의 상극, 상생의 관계**
　신맛에는 단맛
　쓴맛에는 신맛
　단맛에는 짠맛
　매운맛에는 신맛
　짠맛에는 쓴맛

5 진정효과의 냉, 기운나게 하는 효과의 온

[5미]와 마찬가지로 음식물의 성질을 나타내는 것으로 [4기]가 있다. 야채의 종류에서 [냉]이라든가 [온]으로 쓰여 져 있는 것이 그것이다. 음식물에는 먹으면 몸을 따뜻하게 해주거나 차게 하거나 하는 성질이 있으며, 그 정도에 따라서 [열. 온. 양. 한]의 4종류로 나누어진다고 한다. [한], [양]의 성질을 지니고 있는 식품은 열을 제거 하므로 소염, 진정효과가 있고, 반대로 [열] [온]의 성질을 지닌 식품은 냉성인 사람, 체력이 떨어진 사람의 원기를 회복시키는 효과를 발휘한다.

인간의 성질에는 음양의 2종류가 있고 [음]이란 신진대사가 다운되어, 냉성·쇠약·누런 얼굴·창백한 얼굴·맥이 가라앉은 사람 등을 가리키고, [양]이란 반대로 신진대사가 지나치게 상승해 열이 많은 사람, 홍조된 얼굴, 땀을 흘리는 사람, 비만인 사람들을 가리키는 것인데, [음]인 사람에게는 [열][온]의 식품을, 반대로 양인 사람에게는 [한] [냉]의 식품을 보충해주면 되는 것이다.

예를 들면 무는 몸을 약간 식히는 성질이 있으므로 [냉]이고, 똑같은 영양소를 지니고 있는 순무의 성질은 반대로 몸을 따뜻하게 하는 [온]인 것이다. 그러므로 몸의 상태가 음이냐 양이냐에 따라서 야채 스프에 무를 사용하느냐 그렇지 않으면 순무로 대용하느냐를 생각할 필요가 있는 것이다.

또 [열 · 온]과 [냉 · 한]의 중간의 성질로 몸에 [한열]의 영향을 미치지 않는 것을 [평]으로 부르고 있는데, 이 [평]을 추가해서 [5성]이라고 할 때도 있다.

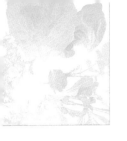

6 [기氣]를 제공하는 야채 스프

중국에서는 인간을 3가지 요소, 즉 기氣, 혈血, 수로 나누었는데, 인간이 건강할 수 있기 위해서는 이 3가지인 [기·혈·수]가 조화롭고 원활하게 흐르지 않으면 안 된다고 생각한다. 그러면 우선 [기]란 무엇일까?

10년 정도 전에는 그다지 익숙하지 못했던 이 말이 [기공법]이 유행하기 시작한 뒤로는 일반적으로 잘 널리 알려져 있다. 어쨌든 한마디로 말해서 눈에는 보이지 않는데 몸의 구석구석까지 작용을 하고 있고, 생명을 지탱하는 원동력이 되고 있는 것으로 생각하면 된다.

인간이 죽을 때 몇g 정도 몸무게가 준다고 하는데 아마도 그것이 사실이라면 [기]를 잃었기 때문일 것이다.

이 [기]는 온몸을 돌아서 피나 물이 구석구석까지 침투하는 것을 돕고 영양을 보급해서 생장이나 내사를 촉진하거나 땀이나 요 등을 배출시키는 원동력이다. 즉 피나 물 보다도 고차원의 것이고 [기]에 이상이 오게 되면 [혈]이나 [수]의 이상도 불러일으키게 되는 것으로 생각한다.

[기]라고 해도 몇 가지로 나눌 수가 있다. 우선 지니고 태어난 [선천의 기]와 몸의 활동에 따라서 외부로부터 보충되는 [후천의 기]로 나누어지는데, 이 둘이 합쳐서 몸 전체의 [기]가 된다. 이것을 [원기] 또는 [전기]라고 한다. "원기가 좋다" "기운이 없다"는 등, 일상적으로 사용하고 있는 말은 이처럼 한방의 용어에서 유래한 것이며, 기는 그만큼 우리들의 일상생활에 뿌리를 내리고 있는 것이다.

[후천의 기]에는 2가지 종류가 있으며 [천공의 기]와 [지의 기]로 나뉜다. [천공의 기]는 대기 중에 존재하는 [기]를 호흡에 의해 폐로 받아들이고 폐의 기능에 따라서 [정기]를 만들어낸다.

또 [지의 기]는 식품 속에 함유되어 있는 것으로 생각되고 있으므로 입에서 몸 안으로 받아들여 위와 비의 소화흡수작용에 의해서 [수곡의 기]를 만들어낸다. 그러므로 [천공의 기]와 [정기], [지의 기]와 [수곡의 기]는 거의 같은 것으로 생각해도 좋을 것이다.

최근에 유행하는 기공법은 독특한 호흡법에 의해서 대기 중에 존재하는 [천공의 기]를 보다 효율적으로 받아들이려고 하는 것이며, [의식동원(입는 것과 먹는 것을 같은 뿌리로 생각하는 것)]으로 생각하는 중국에서는 식품 속에 존재하는 [지의 기]를 받아드리려고 한 것이다.

7 혈허와 혈유를 제거한다

한방에서 말하는 [혈血]은 서양의학의 개념의 혈액과 거의 같은 뜻인데, 혈액 외에 온몸의 기관이나 조직에 영양을 골고루 보내는 자윤 작용이나, 혈액의 순환상태라고 하는 혈액의 기능 전반까지도 포함한 넓은 뜻의 개념이다.

[혈]의 이상에는 그 양 자체가 부족한 [혈허血虛]와 [혈]의 흐름이 막히는 [혈어]가 있는데, [기허]나 [기체] 등의 [기]의 시상과 밀접하게 관련이 있다.

각각 그 증상은 다음과 같다.

• 혈허: 안색이 나쁘다, 피부에 윤기가 없어진다. 손톱이 무르다. 눈이 흐리다. 근육이 경련, 불면, 건망증, 손가락 절임, 동계, 현기증 등 외에 여성에게는 월경의 양이 적다,

생리 마지막에 통증이 있는 등의 증상이 있다. 이것은 기허가 원인이 되는 수도 있으므로 기허의 증상과 비슷하다.

• 혈어: 피부나 혈액이 거무죽죽 해진다. 색소 침착이나 혈과의 노장이 생긴다. 근종 · 난소낭증 · 갑상선종 등의 찌르는 듯한 통증, 고정적인 통증, 어깨 결림, 변비, 생리불순, 출혈 등의 증상이 있다. '야채 스프를 만드는 방법'에 [어혈]이라는 말이 자주 나왔는데 혈액의 순환이 나쁜 상태를 [혈어]라 하고, 정제된 피 그 자체를 [어혈]로 부르듯이 엄밀하게 구분, 사용이 되고 있다. 오래 지속되는 만성병의 배후에는 이 [어혈]이 관련이 있는 경우가 많은 것이다.

8 '기·혈·수'를 조절하는 야채 스프

　　병원에 입원한 일이 있는 분이라면 알겠지만 아무리 영양이 충족하다 해도 링겔만으로는 인간은 완전히 회복할 수 없다. 음식을 섭취함으로써 비로소 원상태로의 몸이 될 수 있는 것이다.

　　[지地의 기](수곡의 기)를 받아드리는 것이 얼마나 중요한 것인지 알 수 있을 것이다.

　　야채 스프를 마시는 목적의 하나는 이 [지의 기]를 받아들이는 것에 있음은 말할 것도 없다.

　　이 [수]도 [혈]과 마찬가지로 단순히 물을 말하는 것은 아니다. 음식물에 포함되어 있는 수분을 비, 위, 대장, 소장에 의해서 흡수하고 인체의 필요한 형태로 다시 만든 것으로 이해해주기 바란다.

　　[수]의 목적은 [혈]과 마찬가지로 몸을 축축하게 하는 것

에 있는데, [혈]은 혈관 속에서만 그 기능을 수행할 수 있는데 비해서 [수]는 혈관 밖으로도 자유롭게 드나들어 피부·모발·점막 등을 축축하게 하는 기능을 한다.

땀이나 타액 등 많은 분비액의 근원이 되기도 하고 혈의 일부도 되며 관절 속, 흉강, 복강 등에서 움직임을 원활하게 하는 작용을 한다.

그러나 이 [수]의 흐름이 정체되면 부종이나 부기의 원인이 되고 만다. 마치 강도 흐르는 동안은 깨끗한데 흐름이 막히면 오염이 되는 것과 똑같은 이치이다.

한방의 용어로 이와 같이 [수]의 이상의 정체를 [습]이라든가 [담습]으로 부르고 있다. 앞에 [습열]이라는 말이 나왔는데, 이 [습]은 몸 안의 이상한 열과 결부되어 치료가 곤란한 질병을 가져오게 하는 경우가 많은 것이다.

도시 생활에 특수한 질병으로 일컬어지는 아토피성 피부염, 알레르기성 비염, 천식이나 관절 류머티즘 등은 대개의 경우 이 [수]의 흐름이 이상이 원인으로 알려져 있다. [수]의 흐름을 컨트롤하고 있는 것은 [기]의 작용이므로, [기]에 이상이 있으면 [수]의 이상도 일어나기 쉬운 것은 말할 것도 없다.

[기]의 흐름이 나빠지면 [혈]이나 [수]의 흐름이 나빠지는 것처럼, [기·혈·수]는 서로 연관성을 가지고 몸의 기능을

유지하고 있다. 그러므로 질병을 치료하고 할 때에는 환부만의 국소적인 치료가 아니라 전체를 꿰뚫어 보는 넓은 시야에서 질병을 파악하지 않으면 안 된다는 것은 지나치게 말해도 과하지 않다.

7 암의 원인과 예방법

1 암의 원인인 활성산소를 분해하는 야채 스프

야채 스프로 섭취할 수 있는 것은 비타민류뿐만 아니라, 가장 중요한 SOD(슈퍼옥시드딤스타제)라는 효소가 있다. SOD는 활성산소 분해효소라는 의미인데, 설명했으이 활성산소라는 개념에 대해서 part 1의 4에서 충분히 설명했으나 여기서 반복하는 것은 암의 치료와 밀접한 관계가 있기 때문이다.

암이나 노화의 원인을 연구해 나가는 가운데 최근 그 열쇠를 쥐는 것으로서 활성산소라는 것이 주목을 받아 왔다. 한마디로 말해서 나쁜 산소를 말하는 것이고 어러 가지 질병의 원인으로 생각되고 있으며, 현재는 5종류가 있는 것으로 밝혀졌다. 즉 슈퍼옥시드애니온래디컬(O_2), 과산화수소, H_2O_2.히드록시래디컬(OH), 중항산소 (O_2), 지질과산화래디컬의 5가지이다.

여기서 의학적으로 나쁜 것이라고 하면 화학적으로 불안정하고 세포의 유전자 등에 해를 입혀 질병을 일으키게 하는 원인이 된다는 것을 의미한다.

우리는 학교에서 산소의 분자를 O_2, 물의 분자는 H_2O로 배워왔다. 비교적 안정된 분자이다. 그러나 이 안정된 분자도 자외선이나 방사선 등에 맞부딪치게 되면 전자가 끊어져서 전가적電價的으로 불안정한 상태가 되는데, 이 불안정한 상태를 프리래디컬이라고 하는데, 르리래디컬이 된 산소의 분자를 활성산소라고 하는 것이다.

슈퍼옥시드아니온래디컬(O_2)이라는 것은 산소의 분자에 전자가 1개 늘어난 것이고, 히드록시래디컬(-OH)은 물 분자에 전자를 1개 추가한 것으로 가장 독성이 강한 것으로 알려져 있다.

과산화수소는 안정된 물의 분자에 또 1개의 산소 분자가 들러붙어 있는 것이므로 불안정하다. 옥시풀로 불리어 옛날에는 소독약으로 사용되었는데, 활성산소라는 개념이 생긴 이후 위험하다는 것을 알고 사용하지 않게 되었다.

의 위험성

면 불안정 하면 왜 위험한 것일까?

우리들 몸에 세포 가운데에는 DNA라는 유전자가 있다. 2개의 서로 얽힌 사슬로 되어있는데, 이 활성산소는 DNA의 사슬을 끊어버리고 마는 것이다. 2개가 모두 끊어지면 그 유전자는 기능을 하지 않으므로 문제가 없는데, 1개만 끊어지면 인간의 세포는 그것을 복구하려고 한다.

그러나 그때 들러붙은 방법이 잘못되고 마는 것이다. 고교시절 생물시간에 치토신, 구아니, 악틴, 치민 4종류의 유전자기호를 배웠을 것이다. 이 유전자 기호가 잘못 들러붙어 버리고 바는 것이다. 바로 이것이 암세포이다.(Part 1의 4 「암의 원인을 제거하는 야채 스프」 참조)

인간에게는 부모가 위암이었다면 그 아이도 위암이 되기 쉽다는 식으로 유전에 의한 암도 있는데, 그 경우는 유전

자 자체가 파괴되기 쉬운 체질을 부모로부터 물려받은 것
이다. 그러나 대부분의 경우는 이 활성산소에게 유전자가
상처를 입어 생기는 것이다.

3

활성화 산소에 의해 상처 입는 유전자

그러면 활성산소는 최근에 발생한 것일까?

아니다. 활성산소 그 자체는 이미 산소가 이 지구상에 생성된 때부터 일정한 비율로 존재하고 있었던 것이며, 특별히 새로운 것은 아니다.

46억 년 전 지구가 탄생했을 때에는 산소가 없었는데, 36억 년 전에 원시적인 말이 탄생되어 광합성을 시작했다. 광합성이란, 태양의 빛을 근원으로 이산화탄소를 빨아들여 산소를 만들어 내는 것을 말한다. 그뒤 서서히 산소가 늘기 시작해서 6억 년 전에는 현재의 100분의 1의 산소가 이 지구상에 존재해 있었다고 한다.

이 무렵부터 급속하게 생물이 진화하기 시작했다. 왜냐하면 에너지 효율의 문제가 있었기 때문이다. 인간의 몸은 36.5도의 체온으로 음식물을 산화시켜 나감으로써 에너지를 끄집어내는데, 이때 산소를 사용하는 것과 사용하지 않는 것은 10배나 에너지가 다르다.

산소를 사용하지 않는다는 말의 의미를 잘 이해되지 않는 독자는 발효를 상상하기 바란다. 술 등을 만들 때의 발효와 산소를 사용한 연소와는 에너지의 양이 전혀 다르다는 것을 생각하면 이해가 갈 것이다.

물론 연소라고 해서 인간의 몸 안에서 불을 활활 타오르게 하는 것은 아니다. 세포 가운데의 미토콘드리아로 당분 등의 에너지원을 산화시켜서 에너지로 바꾸어 나가는 것이다. 그리고 이때 일정한 비율로 활성산소가 생기게 되는 것이다. 즉 자연계에서는 언제나 생물은 활성산소에 의하여 유전자가 상처를 입게 되고 앞으로 발전할 위험성을 내포하고 있는 것이다. 이것은 종種의 성장, 진화에 있어서 필연적인 것이라고 말할수 있을 것이다.

의 억제력 SOD가 들어
있는 야채 스프

면 생물은 모두 암에 걸리고 마는 것일
까?

그렇지 않다. 확실히 모는 생물은 암에 걸릴 가능성을
지니고는 있지만, 그것을 방어할 기능도 반드시 갖추고 있
기 때문에 모든 생물이 암에 걸리지는 않는 것이다. 예를
들면, 식물은 태양의 빛을 가득히 받고 성장한다. 식물 가
운데의 수분에 자외선이 닿음으로서 활성산소가 발생하는
것이므로 적도赤道 바로 밑에 생존하는 정글의 식물은 모두
암에 걸리고 마는 것이 된다.

요컨대 인간이라면 피부암에 걸릴 것이다. 그러나 식물
의 경우 그런 말은 들은 적이 없다.

왜냐하면 식물 자체가 활성산소를 억제하는 물질을 만들
고 있기 때문이다. 이것을 '2. 활성화 산소의 위험성'에서

쓴 활성산소분해요소 즉 SOD(슈퍼옥시드딤스타제)라고 한다.

이 SOD는 이른바 총칭이고 구체적으로 말하면 타닌, 프라보노이드, 루틴, 비타민 C, 엽록소 등을 들 수 있다. 그리고 이 SOD는 식물세포 속에 존재하고 있다. 그러므로 이러한 SOD가 많이 함유된 식물을 잘게 자르고 끓여서 스프로 만들어 몸에 섭취함으로서 나쁜 산소에 대항해 나간다는 것이 이 야채 스프 건강법의 기본원리인 것이다. 즉, 암에 걸린 것을 고친다는 것은 아니고 암에 걸리는 것을 미연에 방지하는 데 효과적인 활성산소분해효소, 즉 SOD를 섭취해 나가나는 것이 야채 스프의 출발점이다.

5 몇 십배의 SOD를 섭취하는 방법

여기서 유의할 점은 우리 몸에 이토록 중요한 이 SOD는 식물 가운데서도 햇볕을 가득히 받은 부분에 많이 함유되어 있는데, 땅 속에 있는 뿌리 보다는 햇볕을 강하게 받은 짙은 녹색의 잎 부분에 많이 함유되어 있다는 것이다. 양배추나 배추와 같은 결구 야채에서도 우리가 먹는 속의 흰 부분보다는 벌레가 먹어 버리는 겉의 녹색부분에 많이 함유되어 있는 것이다.

또 식물의 종류에 따라서 조금 다르지만, 온실에서 자란 것 보다는 밭에서 햇볕을 많이 받은 제철의 야채는 약 30배의 SOD를 함유하고 있다는 것이 밝혀졌다. 야채는 제철의 것을 먹어야 좋다는 것은 이와 같은 것을 이론으로도 이해할 수 있을 것이다. 물론 비타민류와 마찬가지로 야채를 날것으로 먹는 것보다는 삶은 편이 이 SOD를 많이 섭취할 수 있다는 것은 말할 나위도 없다.

왜냐하면 인간은 완전한 초식동물이 아니므로 식물의 세포를 완전히 파괴해서 안의 영양소를 흡수하는 소화효소를 지니고 있지 않으므로 삶아서 세포의 껍질을 파괴하고 그 안의 영양소를 끄집어내는 일을 도와주지 않으면 안 되기 때문이다. 약간 끓이는 것만으로도 날것으로 먹는 것보다 몇 십 배의 SOD를 섭취할 수 있다.

6 암은 왜 생기는가?

암이 왜 생기는가는 인체의 근본원리인 문제에 관계되어 있다. 그런데 어떻게 하여 암을 예방하고 치료할 수 있는가를 독자 여러분들에게 설명할 때는 전문적 용어를 구사하는 것 보다는 누구나 알기 쉬운 말로 하는 것이 좋을 것이다.

암이란 인체를 구성하고 있는 체세포가 의약품이나 약물, 화학합성물질 등에 의하여 체내에서 화학변화를 하여 돌연변이를 일으키는 것을 말한다.

이 화학변화 때문에 체세포 그 자체가 사멸되기나 또는 붕괴되기 시작하는 것이다. 그리고 붕괴되어 함몰한 체세포의 틈새에 변화하여 암이 되어 버린 전혀 새로운 종류의 세포가 국소적으로 생리적 한도를 초월하여 나타난다. 이 특수한 세포는 암이 되는 과정에서 전이하기도 하고 수술에 의해 절제해도 재발을 거듭한다. 이와 같이 이상하게 증가한 세포의 집단을 일반적으로 종양이라고 한다.

종양은 세포분열에 의해 성장한다. 그러나 성장이 일정 수준에서 그치든가, 천천히 성장한다고 하면 평생 동안 건강에 지장은 없다. 이것을 양성종양이라고 한다. 이에 반에 세포분열의 성장이 빠를 경우에는 생명에도 영향이 있다고 하며 이것이 악성종양 즉 암이라는 것이다.

그렇다면 같은 체세포인데 왜 암세포만이 이리저리 옮겨다니거나 재발을 반복하는 것인가? 그것은 같은 체세포라도 암으로 변한 인체세포는 원래 그곳에 필요치 않는 세포이므로 단독 행동이 가능하다.

보통 인체를 구성하고 있는 체세포는 그 장소를 떠날 수가 없으며 하나가 탈락하면 나머지 세포가 둘로 분열히여 부족해진 세포를 보충하게 되어 있다. 그리고 보충이 끝나면 세포분열은 그치는 것이 원칙이다. 이 원칙이 지켜지고 있는 한 신체의 크기와 모양과 기능이 일정하게 유지되고 있는 것이다.

즉 체세포에는 분열 능력이 잠재하고 있는데 이것은 필요에 따라 나타나며 필요의 한도를 넘지 않도록 하고 있다. 이것이 바로 건강한 상태다. 그리고 또 한 가지는 경단백질 즉 콜라겐이 암의 발생과 치료에 크게 관련되고 있다는 점이다.

콜라겐은 동물의 신체를 구성하는 주요한 단백질이다. 이것을 흔히 교원이라고 하며, 동물의 피부나 뼈, 연골, 건, 인대, 모발 등의 지지조직에 다량으로 존재하여 동물에 있어서는 모든 단백질의 3분의 1을 차지하고 있다. 섬유 모양의 경단백질로서 주로 동물의 형태나 구조를 유지하는 구실을 하고 있다. 전자 현미경으로는 700엉그스토롬마다 물결 모양이 있는 점유로서 볼 수가 있다.

그리신, 프로린, 히드로키시푸로린 등을 특히 많이 포함하고 있으며 물과 함께 가열하면 용액 속에 제라친이 스며 나오는 성질을 가지고 있다. 상어 같은 연골이 많은 고기를 끓인 국물에는 앙금이 생기는데 이것은 바로 콜라겐의 성질 때문이다. 그런데 체세포의 콜라겐이 이상하게 붕괴하여 여러 가지 질병이 생긴다. 암도 그 하나다.

7 콜라겐이 이상을 일으키는 2가지 패턴

콜라겐이 이상을 일으키는 2가지 패턴은 첫째, 동물성지방과 칼슘의 과잉섭취다. 즉 육류나 합성칼슘, 우유의 과잉섭취다.

둘째, 화학합성물질을 포함한 조미료나 음식물이며 특히 무서운 것이 의약품과 드링크제다. 즉 인공적으로 만들어진 것을 체내에 들여보내는 일이다. 이 2가지 조건이 갖추어지면 금방 몸 여기저기에 이상을 호소하게 된다. 즉 체세포나 콜라겐의 붕괴가 촉진되고 있는 것이다. 그리고 많은 질병이 시작되는 것이다. 암은 그 전형적인 것이다.

이를테면 폐암으로 사망한 환자의 세포를 꺼내서 조사해 보면 다른 질병으로 죽은 사람의 폐보다도 15~23배나 되는 칼슘이 거기에 고여 있다. 그리고 세포에 고인 칼슘의 주위에는 암세포가 엉겨붙어있다. 폐암으로 죽은 사람 중

적어도 10명 중 2명까지는 이와 같은 상태다. 암세포 그 자체가 사망의 주원인인지 칼슘이 콩크리드화한 것이 원인인지는 전혀 알 수 없다. 또 심장병으로 죽은 환자의 심장을 꺼내보면 그 99%가 심장의 근육에 칼슘이 고여 콘크리트벽처럼 되어 있다. 심장이 돌과 같이 되어 있는 것이다.

건강식품 붐으로 많은 사람들이 칼슘제를 섭취하게 됨과 동시에 사망원인의 첫째로 뛰어오른 것이 암이며, 그리고 심장병이다. 이것으로 보아도 얼마나 칼슘이 무서운 것인가를 알 수가 있다. 칼슘은 많이 섭취하라고 권유한 의사나 건강보조식품의 판매원의 말은 결코 믿어서는 안 된다.

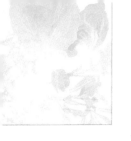

8 암에 대한 건강법

그러면 여기서 암에 대한 건강법에 대하여 말하기로 한다. 1일 섭취량으로서 야채 스프 0.6리터를 먹도록 한다. 이것은 결코 많이 먹는 것은 아니다. 암 치료에는 지방과 칼슘은 섭취해서는 안 된다. 이 건강법에 뇌종양이나 혈전, 고혈압, 간장, 조양, 위ㆍ십이지상궤양, 심장병, 내장질환 모두에게 해당되며 백내장이나 무릎관절염, 그밖에 여러 병에도 적용한다.

시력장애에 대해서는 스프를 먹기 시작하여 10일 쯤부터 눈이 찐득거리거나 흐린 증상이 나타나는데 몇 일만 있으면 그 증상은 없어지고 눈이 잘 보이게 될 것이다.

스프를 먹기 시작하여 20일쯤 되면 눈이 잘 보이게 되고 안경이 필요 없게 된 사람이 많다. 4개월 이상 실행하면 일반적으로 20세는 더 젊게 보인다고 해도 과언이 아니다.

74세인 여성이 스프를 먹고 그때까지 없었던 생리가 재개되어 그 뒤로도 꼭 그 날짜에 틀림없이 생리가 있는 사람도 있다. 그러나 이것은 절대적으로 모든 사람들에게 적용되는 것은 아니다.

9 암을 이기는 야채 스프

야채 스프가 여기까지 건강법과 결정적으로
다른 것은 현재만으로도 거의 틀림없이라는
암이나 기타 성인병에 확실한 효과를 나타내고
그것을 고쳐버리기 때문이다

1 야채 스프의 힘과 암세포

야채 스프는 현재 일본을 비롯하여 구미 각국에 큰 붐을 일으키고 있다. 야채 스프가 이제까지의 건강법과 결정적으로 다른 점은 현대의학으로 치유 불가능이라는 암이나 기타 성인병에 확실한 효과를 나타내고 그것을 고쳐버리는 일도 있기 때문이다.

현대의학에서는 암이라고 하면 곧 죽음을 뜻하는 건 아니라고 말하는 의사도 있다. 의사의 말대로 목숨을 건지는 사람도 늘고 있다. 하지만 암은 아직 사람들의 사망 원인의 으뜸을 치지하고 있다. 임에 걸리면 기본석으로 그 앞에 죽음이 기다리고 있다는 것이 현대의학의 상식으로 되어 있다. 암과 싸우려고 결심해도 대개는 고생만 하다가 죽고 만다.

그런데 야채 스프는 먹기 시작하고 부터 3시간 뒤에는

암세포를 꼼짝 못하게 해버리고 때로는 죽여버리기까지 하는 일도 있다. 필자가 연구실에서 시험 삼아 암세포에 야채 스프를 접촉시키자 그때까지 활발하게 활동하며 증식하고 있던 것이 거짓말처럼 맥을 못추게 된 일도 있었다.

야채 스프가 놀라울 정도로 그 효과를 나타낸 것이다. 필자 뿐만 아니라 사실 여러 가지 실례가 도처에 있는 환자들로부터 보고되고 있다. 필자는 이때까지 전국에서 건강 상담소를 열어 상담해 왔다. 그리고 매일같이 여러 사람, 아니 수 십명의 환자를 만나고 있다. 그야말로 만나지 않은 날은 단 하루도 없다.

그래서 암에 걸려 의사로부터도 체념 당한 환자가 찾아왔을 때 필자는 야채 스프를 쓰는 건강법을 조언해주고 있다. 그래서 대게는 큰 도움을 받고 있는 사람도 있다. 그런 소문으로 야채 스프가 더욱 주목을 받게 된 것인지도 모른다.

2 암의 주된 원인 ;
담배와 음식물

암은 나쁜 산소가 DNA에 상처를 입히고 암세
포를 생성한다는 것이라고 말할 수 있는데, 좀더 암의 메
커니즘을 알아보자.

현재 암의 70%가 담배와 음식물 때문에 생기고, 나머지
30%가 우발적인 것, 암유전자, 직업적인 것이 원인으로 생
긴다는 것으로 밝혀졌다.

암을 불러일으키는 것을 일반적으로 발암물질이라고 부
르고 있는데, 이 발암물질은 동기 부여와 촉진 역할을 지
니고 있는 것을 기리킨다. 동기부여란 암으로 변화되는 것
의 계기조성하는 것이고, 촉진이란 글자 그대로 암으로 변
화되는 것을 촉진하는 것이다. 담배를 예로 설명하자.

담배는 연소하는 과정에서 벤츠피렌이라는 물질을 내보
낸다. 벤츠피렌은 DNA에 직접 작용해서 변이를 일으키므

로 동기부여인데, 이 동기부여만으로는 암으로 변화되지는 않는다. 여기에 활성산소라고 하는 촉진제가 가담함으로서 비로소 암으로 변화한다.

그렇다면 활성산소만 없으면 괜찮다고 생각할지 모른다. 하지만 유감스럽게도 담배는 벤츠피렌을 생성하는 도중에 프리래디컬인 활성산소도 함께 생성해 버리는 것이다. 즉, 담배는 동기부여와 촉진의 역할을 수행한 결과가 되어 버려 이런 의미에서 발암물질이 되는 것이다.

3 암의 원인을 분해하는 야채 스프

좀더 '동기부여'와 '촉진'의 관계를 설명하자.

종이컵 속에 물을 넣고 밑에서 불을 지피는 장면을 상상해 보자. 이 경우 불길이 동기부여이다. 밑에서 가열해도 종이컵 속에 물이 들어있는 한 종이컵은 타지 않는다.

그러나 종이컵 속에 있는 물을 펌프로 퍼내면 물은 없어지고 종이컵만 남게 된 순간 타 버리기 시작할 것이다. 이것이 암이다. 펌프로 물을 퍼내는 것을 촉진 작용이라고 하는 것이다.

이 벤츠피렌은 유동성이므로 술과 함께 담배를 함께 피우면 매우 위험하다. 술 즉, 알콜은 기름의 일종이기 때문이다. 또 술은 기관지나 점막을 강화하는 비타민 A의 흡수를 저해한다.

또 이 벤츠피렌은 음식에도 관계가 있다. 유기물을 태울 때에는 조리중에 아무래도 벤츠피렌이 생기고 마는 것이다. 불에 탄 생선을 먹으면 암에 걸린다는 것도 이런 이유에서다. 물론 음식물의 벤츠피렌은 무에 함유된 옥시다아제가 분해해주기 때문에 무를 먹고 있으면 그다지 신경을 쓸 필요는 없는데, 조심하지 않으면 안 되는 것이 식품첨가물이다.

식품첨가물 가운데에 아초산이라는 것이 있다. 이 아초산과 식물 속에 있는 아미노산의 일종인 아민이라는 물질이 위속에 들러붙어 니트로소아민이라는 발암물질이 되고 마는 것이다. 이것이 위암의 원인이 된다.

172

4 발암을 예방하는 식품섬유

포테이터칩이나 즉석라면 등에 사용되는 기름도 오래되면 위험하다. 산화해서 과산화지질이라는 것이 되고, 활성효소를 생기게 하는 것이기 때문이다. 포테이터칩이나 즉석라면에는 리놀산, 리놀렌산이라고 하는 불포화지방산이 함유된 식물기름이 사용되고 있다. 이것은 종래 몸에 좋은 것으로 알려져 왔었는데, 불포화이므로 불안정하다.

구체적으로 설명하면, TV 각종 오락프로에서 등장하는 의자 차지하기 게임을 상기하기 바란다. 참기하고 있는 인원수 보다 적은 수의 의자를 둘러싸고 돌다가 신호와 함께 노리고 있던 의자에 앉고 의자를 확보하지 못한 사람이 실격되는 게임이다.

이와 마찬가지로 불포화라는 것은 대단히 포화되기 쉬운

상태, 다시 말해서 포화하도록 언제나 표적이 되고 있는 것이다. 그러므로 불안정한 것이다.

게다가 이 불포화지방산이 오랜 시일이 지나는 과정에서 과산화, 즉 지나치게 산화되어 활성산소가 생기게 된다. 따라서 본래 좋은 불포화지방산도 오래된 것은 위험한 것이다.

아깝다고 해서 튀김기름을 몇 번이고 사용하고 있는 분이 있는데, 이 기름은 산화하기 쉬우므로 매우 위험한 것이다. 되도록 1회만 사용하도록 하는 것이 좋다. 포테이토칩 등의 스낵과자나 즉석라면도 가능하면 피하는 것이 좋은데, 어쩔 수 없을 때에는 제조 연월일이 가까운 것을 고르기 바란다.

이 과산화지질이 원인이 되어 생기는 암의 대표적인 것으로 대장암이다. 그런데 이 암에 위력을 발휘하는 것이 식품섬유이다. 즉 우엉 등에 함유되는 식품섬유가 장을 자극해서 과산화지질 등 발암물질의 장내체류시간을 단축시켜 변과 함께 몸 밖으로 배설시킨다. 과산화지질이 대장에서 흡수되기 전에 배설시키기 때문에 결과적으로 발암예방이 되는 것이다.

식품섬유의 중요성이 강조되는 것도 이와 같은 기능이 있기 때문이다.

5 발암물질로부터 몸을 지키는 야채 스프

직업적인 것이 원인이 되어 걸리기 쉬운 암이란 어떤 것이 있을까?

우선 피부암에 걸리기 쉬운 사람으로는 엑스(X)션을 다루는 방사선 기사나 콜타르에 접촉하는 일이 많은 굴뚝청소에 종사하는 사람을 들 수 있다.

염색가루에 포함되어 있는 나프틸아민이라는 성분이 발암물질과 관련되어 있어서 방광암은 염색공업에 종사하고 있는 사람에서도 많이 볼 수 있다. 또 기관지암은 지난 날 독립군이 사용하던 마스타드가스(겨자가스)를 조금이라도 맡으면 걸리기 쉽고, 폐암에는 석면을 사용하는 공장에서 일하는 사람이 많이 걸린다. 백혈병은 벤젠이라고 하는 고무를 끓일 때에 사용하는 용제와 관계가 있다.

이와같이 직업적인 요인에 따라서 생기는 암은 많이 있

는 데, 이러한 것들은 발암물질이 알려짐으로써 직업병이 서서히 정비되어 줄어들고 있는 형편이다.

다음으로 우발성, 유전성 암에 대해서 알아 본다.

인간은 본래 암유전자를 정상세포 속에 지니고 있다. 부모가 위암이라면 아이도 위암인 경우가 제법 많은데, 이것은 이 암유전자의 작용에 따른 것으로 생각된다. 현재 암유전자는 놀랍게도 50종류 정도 발견되고 있는데, 그렇다고 모든 인간이 암에 걸리지 않은 것은 인간에게는 암 억제 유전자라는 것도 갖추어져 있어 방어해 주고 있기 때문이다. 그리고 이 방어기능이 암유전자기능에 의해 무너졌을 때 암이 되는 것으로 생각되고 있다.

다음의 표처럼 암의 원인을 생각해 나가면 그 대부분이 인위적이라는 것을 알 수 있다. 직업적인 요인의 것은 직장의 환경을 정비하면 막을 수가 있으며, 특히 70%나 되는 요인을 차지하는 담배와 음식물은 자신의 의지로 개선할 수 있는 것이다.

여기에서 최근 자주 거론되고 있는 간염바이러스에 의한 암에 대해서 필자가 언급하지 않은 것에 대해서 이상하게 생각하는 독자도 있을지도 모른다. 확실히 B형간염이나 C형간염이 되면 암이 되려면 20~30년이라는 긴 기간이 걸리고 간염바이러스=암 바이러스로 단정할 수 없게 되었다.

아직도 연구를 기다려 봐야 알 수 있지만, 필자는 간염 바이러스가 직접 암세포의 동기부여로 되는 것은 아니고 간염바이러스가 간세포의 면역기능을 파괴하기 때문에 암이 되기 쉽게 하는 것이 아닌가, 즉 간접적으로 암이 되는 것에 영향을 주고 있는 것

원 인	발암물질	암의 종류
담배	벤츠피렌	폐암
식품이 탄것	벤츠피렌	위암
식품첨가물	니트로소아민	위암
불포화지방산	과산화지질	대장암
엑스선 자외선	엑스선 자외선	피부암
콜타르	콜타르	피부암
염색가루	니프틸아민	방광암
마스터트가스	마스터트가스	기관지염
벤젠	벤젠	백혈병
암유전자		

이 아닌가 생각한다. 현재 C형간염의 치료에는 인터페론이 효과적인 것으로 되어 있는데, 이것도 효과가 있는 사람과 없는 사람이 있다. 가장 많이 사용되고 있는 것은 강력 미노파겐으로 불리고 있는 것으로 정맥주사로 사용되고 있는데, 이것은 간세포를 보호하는 작용이 있어 바이러스가 간을 파괴하기 힘들게 하는 것이다.

　인터페론도 사용하는데, [강력미노파겐]이 가장 정상적으로 간 기능을 유지할 수 있는 확률이 높은 방법으로 생각되고 있다.

6 혈변, 대장암-
무 우엉 부추 파슬리

치질은 아니데 대변에 피가 섞일 때에는 대장
암이 아닌가 생각해 볼 필요가 있다. 조속한 검사가 필요
하다. 혈변이 나올 때에는 반드시 암이 원인이 아닐지라도
장내에서 출혈한 것이므로 적어도 궤양이 인정된다.

대장암의 원인으로는 대장에 [습열]이 찬다는 것을 생각
할수 있다. [습]이라는 것은 굳어지기 쉽고 굳어지면 [담]이
된다. 이것이 종양 같은 것이 되는 것이다.

열이 있어 수분을 배설해야 하므로 야채 스프에 [청량]
[이수]의 효과가 있는 무의 양을 늘리자. 또 폴립 등이 굳
어진 것은 [어혈]이 원인이므로 우엉도 첨가하기 바란다.

또 하나의 원인으로는 [비신양허]를 생각할 수 있다. 증
상은 얼굴에서 윤기가 사라지고, 무엇을 말하는 것에 겁을
내는 것이 특징이다. 요컨대 원기가 없어지는 것으로, 면역

178

성의 저하로 생각된다.

면역성이 저하되면 병마를 이겨낼 수 없으므로 [보기], [보신]을 위해 부추를 첨가하기 바란다. 배를 만져서 응어리가 만져지면 이미 대장암이 되어 버린 가능성이 높다.

원인으로 [기체혈허]를 생각할수 있으므로 [이기]를 위해 파슬리를, [구어]를 위해 우엉을 넣기 바란다. 파슬리는 위액의 적당한 분비를 촉진하는 작용도 하므로 소화 기관 전체를 위해 필요한 야채이다.

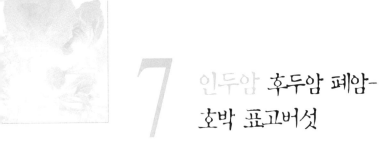

7 인두암 후두암 폐암-
호박 표고버섯

점막을 강화하는 작용이 있는 베타 카로틴을 많이 함유한 호박, 쑥갓을 첨가하는 외에 항암물질 랜치난과 인터페론 유기물질을 함유한 표고버섯도 첨가하기 바란다

또 비타민 C도 많이 섭취하기 바란다.

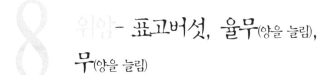

8 위암 - 표고버섯, 율무(양을 늘림), 무(양을 늘림)

위암의 원인으로 식품의 첨가물이나 타고, 그을린 것, 담배에 포함되어 있는 벤츠피렌이라는 물질이 원인의 하나로 알려지고 있다. 따라서 야채 스프 복용시 항암물질 렌치난을 함유한 표고버섯을 넣어 주기 바란다. 그다음, 항 종양효과가 높고 사마귀 제거의 묘약인 율무를 1.5배로 양을 늘려 보기 바란다. 무도 양을 늘리면 더욱 효과적이다.

9 유방암 자궁암-우엉, 표고버섯, 율무(양을 늘림), 연근, 순무, 셀러리, 부추, 쑥갓

유방암이나 자궁암 모두 여성호르몬과의 관계가 있는 것으로 보도되고 있다. 한방에서는 [혈도증]이라 일컫고 있다. 따라서 야채 스프에 어혈을 제거하는 작용이 높으 우엉 항암물질 렌치난, 인터페론 유기작용이 있는 표고버섯을 첨가하고 항종양 효과가 높은 율무를 1.5배 섭노양을 늘리기 바란다. 여성의 경우는 율무로 피부가 고와지는 효과도 기대할 수 있다.

한방에서는 골반장내의 생식기의 종양을 [징하]라고 한다. 서양의학에서 말하는 자궁암, 자궁근종을 말하는 것이다. 그 원인으로 [혈어]와 [담습]의 2가지가 고려되고 있으며, 만져도 아프지 않으며, 경혈량이 많고 덩어리가 섞이는 경우에는 [혈어]가 원인이므로 우엉이나 율무, 해독 작용이 강한 연근의 양을 늘려 주기 바란다.

182

하복부의 종류가 구형이고 치우친 쪽으로, 발달해 이동하는 경우에는 [담습]이 원인일 것이다.

[습]이 굳어져 [담]이 되고 종양이 되는 것이므로 [이수]하기 위해 순무를 첨가하고 항종양효과가 높은 율무의 양을 늘려 주기 바란다.

유방암을 [유중 결핵]이라고도 한다. 유방에 생기는 크고 작은부동의 종류이고 만지면 움직이는 것을 가리킨다. 원인으로는 [간기울결]과 [기체혈어]이다.

[간기울결]이란 스트레스를 말하는 것이다. 종류가 하나이고 초조 등이 뒤따르는 경우에는 스트레스가 원인이 되고 있으므로 [소설]을 위해 셀러리를, [보기]를 위해 부추를 첨가하기 바란다. 몸의 면역력이 저하하는 것을 막기 위한 것이다.

유방암은 [기체혈어]가 원인이 되는 경우가 많은 것 같다. 대소부동의 결정상의 단단한 종류가 양쪽 유방에 생기는 경우가 이것이다. [이기]를 위해 갓이나 파슬리를, [구어]를 위해 우엉을 넣어주기 바란다. 여성은 호르몬 관계로 흥분이 되는 수가 있으므로 쑥갓의 효과로 [기]를 내리게 해줄 필요가 있는 것이다.

유방암의 경우 말기 또는 악성이라고 말해져도 2개월간 야채 스프를 가각 0.6리터 이상을 철저하게 먹고 있으면 암은 모르는 사이에 없어져 버릴 수도 있다. 그러면 수술할 필요도 전혀 없어져 버린다.

자궁암의 경우도 야채 스프와 현미차를 0,6리터 이상을 철저하게 먹도록 한다. 그러면 약 2~3일이면 암 주위에 생긴 젤리모양의 것이 없어지고 암이 있는 곳은 검게 굳어져 간다. 그대로 계속해서 먹게 되면 암은 점점 작아져서 자궁 그 자체가 핑크색을 띤 건강한 것이 되어간다.

10 문답으로 알아 본 야채 스프의 신비

질문 야채수프를 끓인 음식이나 된장국에 사용해도 좋은가?

대답 물론 문제가 없다.

다량으로 야채 스프를 만들어 남는 경우도 있으므로 그런 경우에 버리기보다는 된장국이나 끓인 음식에 넣는 등 스스로 연구하여 이용하는 것이 좋을 것이다. 다만, 된장국에 넣는 경우 우엉 냄새에 신경을 쓰는 사람도 있는 것 같은데, 이것은 야채 스프를 만들 때 미리 떫은 맛을 제거하지 않았기 때문이다. 잔류 농약도 떫은 맛을 어느 정도 제거함으로 반드시 떫은 맛을 없애기를 바란다. 중요한 것은 야채스프를 맛있게 섭취할 수 있다면, 어떤 형태로 섭취해도 상관이 없다. 다만 맛을 내려 한 나머지 염분을 과다섭취하지 않도록 하는 것을 조심하기 바란다.

질문 야채 스프의 밑에 침전물이 쌓이는 데 썩은 것인가?

대답 아니다.

이 침전물은 요컨대 섬유질로 썩은 것이 아니다. 그러므로 마셔도 상관이 없으며, 걸러서 마셔도 상관이 없다. 이것은 물에 녹지 않는 섬유이므로 변비가 있는 사람은 마시는 것이 좋다. 기호의 문제이므로 특별히 권하지는 않겠다.

이 침전물은 율무를 넣으면 많아지는데, 이것은 율무의 껍질이 단단한 섬유이고 끓임으로서 벗겨지기 때문이다.

질문 쇠 냄비를 사용해서는 안 되는가? 그 이유는 무엇인가?

대답 그렇다.

쇠 냄비를 사용하면 철 이온으로 인해서 화학변화를 일으키기 쉽게 되고, 성분의 효과가 반으로 줄어들게 되므로 쇠 냄비만은 피해주기 바란다. 나머지는 압력 솥이건 알루미늄 냄비이건, 범랑 냄비이건 관계없이 사용해도 좋다.

질문 야채 스프가 암에 효과가 있다는 것은 사실인가?

대답 야채 스프는 특정 질병의 치료약이 아니다.

본문에서 몇 번이나 언급했는데, 야채 스프는 특정 질병의 치료를 목적으로 하는 특효약이 아니고 몸에 본래 있는 면역력을 높여 줌으로써 질병에 걸리지 않는 몸을 만들어 나가는 데 그 목적이 있다는 것을 이해해 주기 바란다. 그러므로 암 등의 중병인 경우, 야채 스프의 효력을 과신해서 의사의 지시를 무시한다는 것은 무모한 일이다. 야채 스프가 질병, 특히 암을 이기는 체질을 만드는 효과는 있다.

질문 야채 스프를 마시고 있을 때 칼슘을 섭취하면 안 되는가?

대답 그렇지 않다.

칼슘은 야채 속에도 들어 있는 것이다. 반드시 섭취하여야 한다.

질문 | 신장병이나 통풍이 있는 사람은 야채 스프를 마셔서는 안되는건가? 또 넣어서는 안 될 야채는?

대답 마셔서 안 될리는 없다.

　야채 스프의 경우, 음식이므로 마실 수 있는 사람과 못 마시는 사람이란 없다. 스프란 누구든 마실 수 있기 때문에 붙어진 이름이다. 다만 신장병이나 통풍이 있는 사람의 경우, 칼륨의 양이 지나치게 높으면 문제가 생기므로 마실 때에는 신장의 검사라든가 요산치의 검사를 반드시 필요로 한다. 신장 통풍 등의 지병이 있는 분은 반드시 정기검사를 받고 있을 것으로 생각하므로 의사와 상담하면서 마시기 바란다. 야채 스프에 넣어서는 안 될 야채란 없다.

질문 | 야채 스프를 만들 때 깜박 잊고 지나치게 끓이면 안 되는 것인가?

대답 그렇다.

한방약을 만들 때에도 마찬가지인데, 열을 지나치게 가하면 붕괴되기 쉬운 성분이 확실히 있다. 그러므로 정해진 시간을 기준으로 해서 만들기 바란다. 붕괴되기 쉬운 성분이라는 것은 비타민류이다. 특히 비타민 C는 열에 약하다. 베타 카로틴 B, E의 종류도 열에는 약하므로 지나치게 끓이는 것은 좋지 않다.

1~2시간 끓이는 것은 지나치게 오래 끓인다고 생각할지 모르는데, 약한 불로 끓이는 것이므로 문제는 없다. 국수의 국물을 우려낼 때에도 약한 불로 천천히 거품을 걷어내면서 끓인다. 센 불로 끓이면 거품이 가득 나오기 때문이다.

질문 | 약을 야채 스프와 함께 복용해도 좋은가?

대답 함께 복용해도 상관없으나 간격을 주는 것이 더 효과적이다.

 빈혈증을 치료하는 조혈제를 복용하고 있는 분은 야채 스프와 함께 복용하지 않는 것이 좋다. 그 이유는 조혈제에 포함된 철분과 야채 스프의 영양소가 결합해서 양쪽의 효과를 반감해 버리기 때문이다. 조혈제 이외에 약은 함께 복용해도 문제 없을 것이다. 다만, 야채 스프를 효과적으로 섭취하고 싶다면, 간격을 두어서 야채 스프만을 섭취하기 바란다.

질문 | 한방약을 복용할 때에 야채 스프로 복용해도 좋은가?

대답 전혀 문제가 없다고 생각한다.

　야채 스프 자체가 한방약이기 때문이다. 다만 치료의 효과를 생각한다면 함께 마시지 말고 적어도 위장의 흡수시간을 고려해서 1시간의 간격으로 마시는 것이 좋을 것이다. 그렇게 하면 전혀 문제가 없다. 앞에 조혈제도 1시간 간격으로 마시면 문제는 없을 것이다.

질문 | 농약 준 야채를 야채 스프로 사용해도 괜찮은가?

대답 가급적 피하는 것이 좋다.

　무농약 야채라고 해도 재배하는 과정에서 토양 속에 잔류농약이 있거나 다른 곳에서 농약이 흘러들어오는 수도 있으므로 완전한 것이라고 말할 수 없다. 현실적으로 무농약 야채는 거의 있을 수 없으므로 중요한 것은 거품을 반드시 걸러내야 하는 것이다. 거품속에는 잔류농약 등의 유해물질이 많이 포함되어 있으며 냄새의 근원이기도 하므로 반드시 걷어내야 한다.

질문 | 야채 스프와 다른 것, 예를 들면 생즙과 섞어서 마셔도 좋은가?

대답　이것은 사고방식의 문제이다.

예를 들면, 생즙을 밥에 뿌려서 먹는다고 하자.

이것은 맛이 없을 것이다. 밥은 밥, 생즙은 생즙으로서 섭취하면 되는 것이다. 특별히 야채 스프와 섞어서 마셨다고 해서 효과가 배로 는다는 것은 아닐 것이다.

굳이 하겠다면 1시간의 간격을 두고 마시기 바란다.

질문 | 표고버섯은 왜 햇볕에 말리지 않으면 효과가 없는가?

대답　말리지 않으면 비타민D로 바뀌지 않기 때문이다.

표고버섯에 함유되어 있는 에르고스테린이라는 물질은 햇볕에 말림으로서 활성형 비타민 D로 바뀐다는 것은 이제까지 몇 번 본문에서 언급한 바 있다. 상세한 것은 66페이지를 참고하기 바란다. 또한 햇볕에 말릴 때에는 갓을 뒤집어서 말리는 것을 잊지 말기 바란다.

질문 ┃ 무 잎의 보존에는 랩으로 싸는 것, 햇볕에 말리는 것 가운데서 어느 쪽이 좋은가?

대답 아무래도 말리는 것이 좋다고 생각한다.

　랩으로 싸서 보존하면 세포파괴를 일으키게 된다. 야채 스프는 약을 달이는 방식으로 만들어지고 있다. 달이는 약은 마른 초목의 유효부분을 사용하고 있는데, 이것으로 충분히 효과를 올리고 있다. 생으로 냉동한 것보다도 말리는 것이 효과를 일정하게 유지할 수 있다고 생각한다.

질문 ┃ 야채를 너무 잘게 썰지 않는 것이 좋은가?

대답 아니다. 반대로 잘게 써는 것이 좋다고 생각한다.

　야채의 표면적을 크게 하는 것이 야채 대부분의 성분을 보다 많이 끓여서 우려낼 수 있기 때문이다. 다만, 식칼을 사용하면 철의 이온이 부착되는 마이너스 요소도 있지만 그다지 신경 쓰지 않아도 좋다.

질문 다른 야채를 섞으면 청산이 생기는 경우가 있다고 하는데 사실인가?

대답 아니다.

청산은 KCn(시안화칼륨)이라는 물질이다. 야채를 섞어서 시안화칼륨이 생긴다는 말은 이제까지 들은 적이 없다. 그것이 사실이라면, 냄비요리를 한 곳에서는 언제 어디서라도 사망자가 나타날 것이다. 냄비에 넣는 야채는 지역이나 가정에 따라서 천차만별이기 때문이다.

질문 스프를 아이가 마시지 않는다. 어떤 맛을 내면 좋은가?

대답 꿀을 넣어 단맛을 나게 하면 좋다.

야채를 싫어하는 아이가 많이 있다. 야채 스프를 그대로 마시게 하는 것은 쉬운 일이 아닐 것이다. 그러나 스프를 잘 걸러서 묽게 한 다음 꿀 등을 넣어서 단맛이 나게 하면 아이들도 마실 수 있게 될 것이다. 양은 많지 않아도 되므로 매일 조금씩 마시게 하고 맛에 익숙하게 한다. 처음에는 5배 정도로 묽게 해서 마시게 하다가 차츰 걸쭉하게 해나가면 좋을 것이다. 차에 섞어서 마셔도 상관없다. 여러 가지로 연구해 보기 바란다. 다만 한방에서 아이들에게 약을 복용하게 할 때에는 엿을 사용하여 달게 해서 마시게 하기도 한다. 또 박하를 넣어 개운한 맛을 주면 마시기 쉬울지도 모른다.

질문 야채 스프를 마시면 졸음이 오는 것 같은데 문제가 없는가?

대답 문제가 없다.

자율신경은 교감신경과 부교감신경으로 나누어지며, 배가 부르면 부교감신경이 교감신경보다도 상승하고 우위에 서게 됨으로써 장이 움직이기 시작해 소화활동이 이루어진다. 졸음이 온다는 것은 스프를 한 번에 많이 마셔 배가 부르게 된 탓일지도 모른다.

만복감으로 졸음이 오는 것이라면 문제가 없다고 생각한다. 명현瞑眩 반응이라는 것은 약을 마시기 시작하면 일시적으로 중심이 약화되다가 차츰 좋아지는 것이다. 일단 이상한 증상이 나타나도 우려할 필요는 없다. 그대로 계속 마시면 좋아지는데, 이것을 호전반응이라고 한다. 그러나 오늘날에는 한방의 세계에서

197

도 이 명현반응이라는 것이 정말로 존재하는지 의문시되고 있다. 어떤 의미에서는 약을 무언가 리바운드가 있는 것만은 확실할 것이고, 어떤 의미에서는 서투른 의사의 변명일지라도 모른다. 필자의 경우 이제까지 몇 만 명의 환자를 보아왔는데, 호르몬제를 중단했을 때에 일어나는 리바운드 이외에 명현반응에 직면했던 일은 단 한번도 없었으므로 뭐라 말할 수 없다. 어쨌든 졸음이 오는 정도의 것이라면 신경 쓸 필요는 없을 것이다.

질문 | 야채의 껍질을 벗기지 않으면 잔류농약이 우려되는데, 벗겨도 괜찮은가?

대답 잔류농약이 우려된다면 껍질을 벗겨도 좋다.

벗기지 않는 것이 껍질 밑에 있는 영양소를 많이 섭취할 수 있다고 했는데, 비록 껍질을 벗겼다고 하더라도 그다지 나쁜 것은 아니다. 그러나 거품 제거는 충분히 해주기 바란다.

메디칼 체험스토리

야채 스프로 3개월 만에 말기암을 치료하다.
평생 낫지 않는다는 아토피가 낫다.
갱년기장애, 십이지장궤양이 사라졌다.

야채 스프로 3개월 만에 말기암을 치료하다.

인가 만화가 A씨의 부인 E씨

나는 예전에 맹장 수술을 한 뒤론 병원문이나 약국문을 두드리는 일이 없었다. 그런데 3년 전부터 왠지 몸의 컨디션이 나빠지기 시작했다. 그러니까 어지럼증이나 미열, 허리의 통증 같은 갱년기 장애가 생긴 것이다. 그리고 그 증상은 점점 악화되어 갔다. 보행 장애로 일어 설수도 없고, 말을 하기도 여간 힘들지 않았다. 나는 이걸 자율신경실조증이라고 생각했지만 대학병원에서의 검사로는 아무런 이상이 없다는 것이었다.

통증은 날로 더해 갔으나 검사 결과는 여전히 '이상없음' 이었다. 그래서 나 자신이 각종 서적을 섭렵하여 연구하기도 했다. 그 결과 그 방면의 어떤 의사못지 않은 지식을 같게 된 것이다. 건강법도 닥치는 대로 시도해보았는데 알로에, 스쿠알렌, 건강차 등 좋다는 건 무엇이나 구해서 먹어 보았다. 그러나 별다른 효과가 없었다.

나중에는 신앙을 갖고 기도사에게 매달려 정신요법도 해 보았다.

그러던 중 1993년 5월의 어느 날 밤, 결국 쓰러지게 되어 남편이 구급차를 불렀다. 이때 배뇨곤란이 생기고 신장까지 아파졌다. 배뇨는 병원에서 인공관을 써서 해결되었지만 그때도 검사 결과는 여전히 '이상없음'이었다. 그래서 입원도 거부되어 귀가하게 되었는데 병원에 대한 불신감은 점점 더해 갈 뿐이었다.

몸은 더욱 나빠져서 거기에 심한 두통까지 겹치게 되어 정말 죽을 지경이었다. 나의 뇌속이 이상해진 것 같았다. 대학병원에서는 정신과로 돌려져 진찰을 받게 되었는데 거기서는 과한기 증후군으로 진단되었다. 이무튼 병원에서 준 약을 먹고 그런 증상은 없어졌지만 몸의 이상을 계속되었다.

그러다가 6월에 들어 어느 친지로부터 야채 스프가 좋다는 말을 듣고 시험해보았으나 만드는 방법이 틀려 매우 진한 것을 칼슘과 곁들여 먹었는데 이것이 그만 더 큰 결과를 불러오고 말았다. 금방 대하가 심해져서 국부가 심하게 헐게 되었다.

그래서 이번에는 산부인과에서 검사해본 결과 자궁경부

암의 초기라는 진단이 내려졌다. 굉장한 충격이었다. 그리고 더 자세한 조사를 위해 다른 큰 병원에서도 진단을 받았는데 그때는 말기 직전으로 4기라는 것이었다. 8월 17일의 일이다. 병원에서는 당장 수술해야 한다고 했지만 나는 이왕 얼마 남지 않은 인생이라면 살 때까지 편하게 있는 것이 나을 것 같아 수술받기를 망설였다. 그러니까 이미 죽음을 각오한 셈이었다. 어차피 4기 암이니까....

그리고 남편도 어차피 멀지 않은 인생이라면 조금이라도 같이 있겠다며 다니던 직장도 그만두고 영국 유학을 계획 중인 딸아이도 그걸 취소했다. 그러던 중 이웃의 권고로 야채 스프를 먹고 20일 밖에 못산다는 암 환자가 완전히 회복되어 요즘 소프트볼 시합에도 나간다는 말을 듣게 된 것이다. 그리고 본서의 저자를 알게 되어 그분의 진찰을 받게 되었다.

그런데 선생은 나를 보자마자 9가지 증상을 가려낸 것이다. 뇌동맥경화, 백내장, 폐에 있는 엷은 그림, 12지장궤양, 위궤양, 만성췌염, 간기능저하, 신장기능저하, 자궁암이 나의 몸에 이미 발증되었다는 것이었다. 그러면서 선생은, "다른 건 몰라도 암은 걱정없다. 고칠 수 있으니까....." 라는 것이었다.

그래서 그날부터 선생의 지도대로 소변에 야채 스프를

타서 먹고, 그리고 나서 야채 스프만 600cc를 먹었다. 이 때 육류는 일체 금하고 첨가물도 금했다. 식사도 철저하게 자연식으로 바꾸고 금속류도 몸에 해롭다 하여 반지, 목걸이 등은 모두 떼어 냈다. 시계는 테압을 감아 금속이 몸에 닿지 않도록 했다. 그러자 금방 그렇게도 심하던 대하가 없어지고 식욕도 생겨났다. 거므스름하던 피부도 깨끗해지고 불면증도 사라졌다. 이 모든 것이 믿어지지 않는 매우 빠른 속도로 진행되었다. 그리고 그때까지 죽을 것 같은 고통도 순식간에 사라지고 10kg 이상이나 줄었던 체중이 다시 되돌아왔다. 정말로 기적같은 일이었다.

9월 17일 저자를 다시 만났는데 그때까지도 당은 여전히 없어지지 않았었다. 그러나 선생은 그전에 비하면 상당히 호전 되었다는 것이었다. 그래서 10월 22일에 다시 찾아가서 진찰을 받았는데 암은 깨끗이 없어졌다는 것이었다. 배를 가르지 않고 야채 스프만 먹고 암이 없어지다니 생각해도 기적 같았다.

그 무렵 손발에 약간의 통증이 있어 물어보았는데 선생은 그건 몸이 늘어나고 있다는 조짐이라면서 얼마 뒤엔 그런 통증도 완전히 없어질 것이라고 말해주었다.

그때는 이상하게도 신장도 1.5cm나 커졌는데 지금은 완전히 예전으로 되돌아갔다.

3개월 만에 소변을 마시는 것은 그만두었는데 야채 스프만은 지금도 날마다 아침 저녁으로 두 번씩 200cc를 먹고 있다. 식생활도 자연식으로 바꾸었고 육류는 철저하게 금하고 있다. 물론 육류에 대한 미련은 있지만 그렇다고 꼭 먹고 싶은 생각은 없다. 그리고 나는 평소에 라면을 몹시 즐겼는데 지금은 먹고 싶은 생각이 전혀 생기지 않고 라면만 생각하면 오히려 역겨워질 정도다.

이렇게 해서 나는 죽음의 공포로부터 해방되어 또 다른 인생을 살게 되었는데 그 동안의 심신 양면의 고통이란 이루 말할 수가 없었다. 이것을 직접 목격한 가족들도 지금은 모두 야채 스프를 먹고 있다. 늘 다리가 부어 불편하셨던 시아버지께서도 이젠 건강을 되찾았으며 28세인 딸아이는 15년 동안이나 생리통으로 고생하고 또 최근에는 유선염까지 고생했었는데 그것도 완전히 없어졌다.

어드바이스

야채 스프는 어떤 특정한 병의 치료제가 아니라 병을 이기는 체질을 만들어 주는 요소라는 것이 필자의 일관된 사상이다. 따라서 E씨의 경우는 특이한 경우며 가히 기적이라고 생각한다. 따라서 독자들이 오해하지 않기를 바란다.

평생 낫지 않는다는 아토피가 낫다.

T씨(남:32세) 여행사 근무

어릴 때부터 피부염이 심해서 어디에 가더라도 그 고장의 의사가 조제해 준 약을 손에서 놓지 못하는 상태였다. 그 약은 바르는 약인데, 그 약 밖에 효과가 없었던 것이다.

얼굴은 상처자국의 조직이 증식해 부풀어 오른 상흔이 되어 있었고, 손 발의 관절부위도 심한 상태였다. 이 고통과 울적한 마음은 체험한 사람이 아니면 절대로 모를 것이다. 어떻게든 고쳐야겠다고 체질 개선 약을 복용하는 등 여러 가지로 시도해 보았는데, 전혀 효과가 없었다.

얼굴빛도 거무스름해지고 눈언저리도 거뭇해진 상태여서 남이 보기에 마치 죽은 사람의 얼굴 모습처럼 보였다.

나의 이 같은 상태를 전부터 알고 있었던 친구가 "글쎄 심한 것은 내장에 어딘가 좋지 않는 곳이 있어서일 거야. 시험 삼아 이것을 한번 마셔 봐" 하고 권해 준 것이 야채 스프다.

의사로부터 30세까지 낫지 않으면 평생 아토피에서 벗어날 수 없다는 말을 들었으므로 반신반의 했지만 어쨌든 마시기 시작했다.

처음 마실 때는 아침에 야채 스프를 컵으로 3~4잔 마셨다. 그러자 이상하게도 5개월째 접어든 뒤 자취도 보이지 않을 정도로 아토피가 깨끗이 나은 것이다.

나는 출근 시간이 1시간 반 정도 걸리는데, 처음에는 요기를 참을 수가 없어 역에 도착하자마자 곧바로 화장실로 달려가는 상태가 계속되었다. 오전에만도 3회 정도 화장실에 간 것 같다. 상당히 이뇨작용이 심했던 것으로 생각한다. 용변도 몹시 좋아졌다.

내가 아토피에 시달리고 있는 것을 회사의 동료들도 알고 있었으므로 야채 스프로 치유되었다는 것을 가르쳐 주자 모두 마시기 시작했고, 지금은 모두가 애음을 해 건강한 나날을 보내고 있다.

나는 아토피에 관해서는 완치되었으므로 이제 더 이상 마시지 않아도 좋을지 모르지만, 건강유지를 위해 매일 계속해서 마시고 있다. 아침 일찍이 출근해야 하기 때문에 아침식사를 느긋하게 할 시간이 없어 야채 스프를 2컵 마신 후 출근하고 있다.

직책상 해외출장이 많은데, 그때에는 야채 스프를 가지고 나갈 수가 없으므로 마시지 않고 있다. 그래도 문제는 없으므로 너무 신경을 쓰면서까지 마실 필요는 없을 것이다. 아토피가 심했을 때는 헌혈을 하려고 채혈을 부탁했지만 거절당했다. 피가 상당히 오염되어 있었기 때문일 것이다. 류머티즘의 지병도 있었는데, 지금은 전혀 걱정할 필요가 없게 되었다. 어딘가 내장이 나빴던 것이 아닌가 생각되었는데, 완치된 지금은 혈액도 깨끗해 졌을 것이다.

모두 좋아지면 건강에 대해서 욕심이 생기는 법이다. 더욱 건강해지려고 야채 스프 속에 오줌을 3부의 1씩 넣어서 마셔 보았다.

그러자 충치가 없었는데 치아에 갑자기 통증이 생기기 시작하고, 겨울의 추위로 치아가 얼어붙는 것 같은 느낌이 들게 되었다.

야채 스프를 마시기 시작했을 때에도 있었던 것처럼 틀림없이 이것은 호전반응일 것이라고 생각해, 그대로 1주일 정도 계속해서 마셨다. 아침에 일어나도 전혀 아프지 않게 되었다.

전에는 충치는 없었지만 단단한 것을 씹을 수 없었는데, 단단한 것을 씹을 수 있게 되었다. 무엇을 씹건 아프지 않게 되었다. 야채 스프의 요리칵테일은 그 뒤 3개월 정도 계속했는데, 끝 무렵이 되자 마시면 토하게 되었다. "이것은 몸이 받지 않는 거로구나" 해석하고 마시는 것을 중단하였다. 지금은 야채 스프만 마시고 있는데, 아침에 일어나도 전처럼 잠이 덜 깬 느낌은 없고 실로 상쾌한 기분이다. 건강하다는 것을 실감할 수 있다.

나는 무의 잎은 살짝 데쳐서 냉장고에 보존해 둔다. 표고버섯은 생 표고버섯을 구입해 말려서 사용한다. 냄비는 알루미늄 냄비를 사용하고 있다. 이제까지 이 야채 스프를 100명 정도에게 소개해 왔는데 누구 한 사람 효과가 없다는 사람은 없었다. 소개해 준 사람들로부터 감사의 편지와 전화가 더 많이 걸려와 나도 가르쳐준 보람이 있어 흐뭇한 기분이다.

어드바이스

아토피라는 것은 어혈이 원인이 되어 나타나는 증상으로 생각된다. 그것이 야채 스프로 나았다는 것은 대단한 일이다. 다만 조금 마음에 걸리는 것은 출근할 때 아침식사를 거르고 야채 스프만을 마시고 있다는 것이다. 그것은 그다지 찬성할 수가 없다.

아침 일찍 집을 나서기 때문에 먹을 시간도 없겠지만, 가능하면 밥그릇에 밥을 반쯤 담고 야채 스프를 부어 전자레인지로 죽을 만들어서 먹도록 하기 바란다. 왜냐하면 아침식사는 하루의 활력원이므로 아침식사를 거르면 온종일 기력부족에 빠지기 때문이다. 따라서 반듯이 에너지가 나오는 아침밥, 빵 등의 탄수 화물을 섭취하기 바란다.

오줌을 야채 스프에 섞어서 마신 결과 치아에 통증이 생겼다고 하는데, 이것은 치주병이 원인이라고 생각한다. 통증이 없어졌다고 해서 안심하지 말고 식후에 이를 닦는 것을 게을리 하지말기 바란다. 무 잎을 데쳐서 냉동고에 보존하고 있다는데, 무 잎을 구하기 힘들면 순무의 잎으로 대용해도 좋다.

또 잎을 말려서 랩으로 싸 냉동고에 보존하고 있는 분도 있는 것 같은데, 그렇게 하면 모처럼 말린 잎에 수분이 스며들게 된다. 말렸으면 통풍이 좋은 곳에 매달아 누는 것이 좋나.

갱년기장애. 십이지장궤양이 사라졌다.
재료: (무 잎이 달린). 순무. 파슬리. 오이. 쑥

S씨(여 46세), 외국계 기업 근무

40세 전후라는 것이 몸이 바뀔 때라서인지, 체온이 높아
지거나, 어깨 걸림, 두통 등 갱년기 장애가 이어지기 때문
에 어쩌면 암의 전조 증상이 아닌가 하는 생각에 초조한
나날을 보내고 있었다. 나의 집 이웃에는 언니 부부와 할
머니가 살고 있는데 할머니와 마주칠 때마다 "몸이 좋지
않아요." "머리가 아프고 어깨가 결려요"와 같은 푸념을 늘
어놓았다.

그런데 어느 날 할머니가 "이것을 마셔 보라"고 하며 야
채 스프를 권해 준 것이다. 처음에 받은 것은 2일분 정도
인데, 한 모금 마시자 무의 특유한 냄새가 나 모두 버리고
말았다.

며칠 뒤 할머니를 만났을 때 "어땠어, 야채 스프는?" 하

는 물음에 나는 "용서하세요, 마시지 않았어요."라고 대답을 했다. 사실 그 무렵 나의 몸의 상태는 최악이었다. 컴퓨터와 온 종일 마주 앉아서 하는 일이기 때문에 가만히 있어도 눈이 몹시 피로한데다가 한쪽 눈이 노안인 것이다. 두통, 어깨 결림, 현기증, 근시까지 있었다.

별것 아닌 것 같지만 실제 당한 사람으로서는 말로 이루다 할 수 없는 괴로운 나날을 보내고 있었던 것이다. 그래서 두 번째 할머니의 권고를 받았을 때에는 이런 것으로 나을 리가 없다고 생각을 하면서도 모처럼 심려를 해주시는데 감사하는 마음에 마시기 시작하였다.

그런데 마시기 시작한지 2일째 무렵, 아침에 잠자리에서 일어났을 때 몹시 기분이 좋았다. "이것이 효과가 있는 모양이다" 하고 생각했으나 아침시간의 어수선함으로 인해 곧 잊어버리고 말았다.

하지만 계속 마시는 사이에 왠지 몸의 상태가 좋아져, 언제까지나 할머니에게 만들어 달라고 할 수도 없어 만드는 방법을 배워 만들기 시작했다. 재료는 모두 농협에서 구입해 만들고 있다.

마시기 시작한 지 3개월째 될 무렵 심한 생리 불순이 나왔다. 매월 정해진 날에 어김없이 시작하게 된 것이다. 어깨 결림, 두통이 나은 것은 말할 것도 없고, 눈의 피로가 완전히 가신 데에는 놀라지 않을 수 없었다. 십이지장궤양의 지병도 있었는데, 내시경을 해 보니 자취도 없이 사라졌다. 의사는 자신이 처방한 약이 효과가 있었던 것이라고 했으나, 나는 야채 스프가 효과가 있었던 것이라고 믿고 있다.

요즘은 아침에 집을 나설 때에 1컵의 야채 스프를 아침 식사 대신에 마시고, 회사에 가서는 빵과 커피를 마시고 있다. 나의 식생활이 빵과 커피를 식사로 하는 입장에서 그다지 좋다고는 말할 수 없는데, 그래도 이만큼 건강하진 것은 야채 스프의 덕택이라고 생각한다. 하루하루의 생활이 참으로 즐겁다.

어드바이스

어깨 결림, 두통, 현기증, 생리불순, 눈의 피로는 어혈이 원인으로 생기는 증상이다. 또 두통, 현기증이라는 것은 수독水毒이 원인일 수도 있으므로 야채 스프를 마심으로써 어혈이 제거되고 수독 또는 수체水滯가 배설된다. 수독은 한방에서 말하는 [기, 혈, 수] 가운데의 [수]가 몸 안을 돌지 않게 되어 체해서 독이 되는 것이다.

한방에서 [구갈]과 [구건]은 전혀 별개의 것이다. '구갈'은 목이 말라서 물을 찾게 되고 마시지 않으면 탈수증상을 일으킨다. 그러나 구건이라는 것은 입이 마르지만 물을 마시면 뱃속이 편치 않고 몸이 차지면서 나른해진다. 이것이 [수체]의 증상이다.

[수체]라는 것은 수분의 불균형상태를 말하는 것으로 수분이 신체의 어떤 부위에는 많고 어떤 부위에는 적어지는 것이다. S씨의 경우에는, [어혈]을 제거하는 우엉과 [수독] [수체]의 흐름을 좋게 하는 무가 들어 있으며, 게다가 원기를 보충하는 당근이 들어있는 야채 스프를 마신 것이다. 그러므로 기의 흐름, [수]의 흐름이 다른 야채의 상승효과로 좋아졌을 것이다.

눈까지 좋아진 불가사의한 체험
재료: 무, 표고버섯. 우엉. 당근. 부추. 순무. 파슬리
K씨(여 55세) 가정주부.

나는 젊어서 장결핵을 앓은 적이 있는데, 그래서인지 지금도 장의 소화흡수력이 좋지 않다. 그러므로 일상적인 식사에도 상당히 신경을 쓰고 있다. 그 같은 상태를 알고 있는 친구가 어느 날 야채 스프를 알려주었다. 그때까지 여러 가지 건강법을 시도해보았지만 생각했던 것처럼 효과는 없었다. 이번의 야채 스프만은 효과가 있기를 바라는 기대감으로 만들어 마시기 시작했다.

1주일 정도 지났을 때 배변이 매우 좋아졌다. 과연 소화가 잘 되고 있구나 하는 상태가 되었다.

"이것이 효과가 있는 모양이다"라는 생각이 들자 가슴이 뛰기 시작했다. 그 뒤로는 "이것은 몸에 좋은 것이니까" 하고 가족들에게도 권해서 마시게 하고 있다.

마시기 시작한 뒤로는 몸의 상태도 좋아져 감기에 걸려도 약을 복용하지 않고, 온종일 누워 있으면 깨끗이 낫는다. 마시기 전에는 감기에 자주 걸리고 약에만 의존하였는데 부작용 때문에 함부로 약을 복용할 수 없었다.

어릴 적부터 근시와 난시로 안경을 쓰고 있는데 최근에는 연령 탓도 있어 엎친 데 덮친 격으로 원시까지 늘게 되었다. 신문을 읽는데도 안경을 벗지 않으면 읽을 수가 없었다.

그 전에는 어느 때에 TV를 보는 순간 최악의 상태로 눈이 아플 뿐만 아니라 두통까지 있었다. 그런데 야채 스프를 마시기 시작한 뒤로는 오랜 시간 TV를 보고 있어도 눈도 아프지 않고 두통도 생기지 않는다. 마음껏 TV를 즐길 수 있게 되었다.

신문도 안경을 벗지 않고 읽을 수 있게 되었다. 평범하게 생활할 수 있다는 것이 얼마나 행복한 일인지를 새삼스럽게 깨닫는다.

나의 경우, 야채 스프에 넣는 재료는 그다지 힘들이지 않고 구할 수 있다. 그것은 내가 살고 있는 곳이 시골이기 때문에 밭도 많이 있어 달린 무를 충분히 살 수가 있기 때문이다.

겨울철에는 귀하므로 살 때 많이 사서 햇볕에 말려서 보존해 두고 사용하고 있다. 효과는 날것의 잎과 전혀 변함 없다고 생각한다. 물론 표고버섯도 수퍼마켓에서 날것을 사다가 말려서 사용하고 있다. 아이들도 야채 스프를 마시기 시작한 뒤로는 감기 한번 안 걸리고 그야말로 건강우량이다.

어드바이스

감기에 자주 걸린다는 것은 〔기〕가 부족한 상태로 생각된다. 눈이 아플 뿐만 아니라 두통도 있다는 것은 어혈도 관계가 있을 것이다. 여성의 갱년기장애, 생리불순은 대체로 어혈이 원인인 것이다.

겨울철에는 무를 사기가 힘들기 때문에 제철에 산 무 잎을 햇볕에 말려서 사용하고 있다는데, 대단히 좋은 생각이라고 생각한다. 냉동을 해도 좋은데 세포가 파괴되기 쉬움으로 역시 말린 것을 사용하거나 순 잎으로 대용해도 좋지 않을까 생각한다.

K씨의 경우 질병의 밑바탕에는 기허, 즉 기가 부족한 상태가 있는 것으로 생각된다. 우엉. 무. 당근을 섭취함으로써 기의 흐름이 좋아져서 기허가 개선되고 〔기〕 〔혈〕의 흐름도 원활하게 되었을 것이다.

중증의 변비가 거짓말처럼 사라졌다.
재료: 잎아 달린 순무, 당근, 생강, 연근, 양배추, 율무
Y씨(여.38세). 파트타임 근무

    나는 중증의 변비로 고생을 하고 있었다. 체격도 보통사람 이상이고, 몸무게도 많이 나가는 편이다. 운동부족을 해소하기 위해 에어로빅 교습소에 다니고 있었는데, 평소 운동을 하지 않는 나에게 유산소운동은 무리였다. 그래서 집 근처의 기공氣功 교실에 1주일에 1회 다니기 시작했는데, 그곳의 사범으로부터 율무가 든 야채 스프를 알게 된 것이다.
    10년 전에 신장결석을 앓아 수술한 일도 있어서 남보다 각별히 건강에 조심을 하고 있다.
    의사로부터 수분을 많이 섭취하라는 말을 듣고 차 등을 많이 마셨는데 야채 스프를 마시게 된 뒤로는 매일 차 대신 마시고 있다. 좀 독특한 냄새가 있어서 단번에 마시지는 못한다.

218

또한 된장국 등을 끓일 때 국물 대신에 야채 스프를 넣어서 만들고 있다. 화학조미료를 넣지 않아도 대단히 맛이 있다.

야채 스프를 마시기 전에는 4~5일에 한번 정도밖에 변을 보지 못했는데 마시기 시작한 뒤로는 매일 일정하게 대변이 가능해졌다. 이것은 아주 기분이 좋은 일이다.

마찬가지로 변비증이였던 나의 딸도 야채 스프가 든 된장국을 마시고 변비가 해소되었다.

야채 스프 이외에는 이렇다 할 만한 다른 식생활을 하지 않는데, 몸무게가 2~3kg 줄어서 몸의 컨디션이 매우 좋다. 평일에는 파트타임 근무를 하고 있는데, 야채 스프를 마시기 시작한 뒤로는 충분히 견딜 수 있게 되었다.

또 전에는 자주 감기를 앓았는데 야채 스프를 마시기 시작한 뒤부터 전혀 걸리지 않게 되었다. 이른 봄이 되면 위염이 있어 의사로부터 "원인을 알 수 없지만 따뜻한 음식을 먹도록 하라"는 말을 듣곤 했는데 그것도 깨끗하게 사라졌다.

어드바이스

Y씨는 변비증으로 상당히 시달림을 당하고 있었던 것 같은데, 그것이 나은 것은 야채 스프 속에 함유되어 있는, 물에 녹는 식품섬유를 섭취했기 때문일 것이다.

물에 녹는 식품섬유의 종류는 많이 있으며, 야채에 많이 함유되어 있다. 야채를 끓이면 식품섬유가 스프에 녹아나와 그것을 마시면 많은 식품섬유를 섭취하게 되는 것이다. 식품섬유를 섭취하는 것이 목적이라면 근채류가 가장 좋다.

변비의 근본적인 원인을 캐보면 〔기허〕가 된다. 에너지 부족으로 인해서 장의 연동운동이 되지 않고 있는 상태로 생각된다. 〔기〕를 보충하는 당근의 양을 늘리거나 부추 등을 첨가해도 좋을 것이나. 몸무게가 줄게 되있다고 하는데, 그것은 야채 스프를 마심으로써 맛의 기호가 바뀌게 된 탓이다.

이제까지 돈가스나 프라이를 좋아했던 사람이 야채 스프를 계속 마시게 되면 끓인 음식을 좋아하게 된다. 음식은 〔기, 혈, 수〕의 흐름을 원활하게 하는데 가장 적합한 음식이므로 자연히 그 효과를 올리게 되고 섭취 칼로리도 자연히 줄게 되었을 것이다. 또 기름기가 많은 것을 먹지 않게 되고 종합 칼로리가 줄었기 때문에 몸무게가 준 것이 아닌가 싶다.

놀랄 정도로 몸이 좋아졌고 일도 순조롭게 하고있다.
재료: 무(잎이 달린). 당근. 생강. 연근. 양배추. 율무
P씨(남:36세) 컴퓨터엔지니어

　나는 그다지 나이가 많은 것도 아니고 이렇다 할 만한 지병이 있는 것도 아닌데 몹시 피로가 잦고 무슨 일을 해도 오래 지속하지 못했다. 싫증이 나서가 아니라 피로가 항상 의욕을 잃게 만들고 마는 것이다. 주변에서는 안색이 나쁘다는 말을 해 나로서는 어찌된 일인가 알 수가 없었다.

　야채 스프를 마시기 시작한 것은, 잘 아는 사람의 모친으로부터 매일 마셔 보라는 권고를 받은 것이 계기가 되었다.

　독신의 몸으로 부지런하게 스프를 만든다는 것은 매우 힘든 일이다. 하지만 호기심도 있어 시도해 본 결과 2~3일에 한 번 밖에 없었던 배변이 매일 정규적으로 있게 되었다. 독신이므로 식사는 대게 외식이고 아침식사도 거의 거르고 있는데, 야채 스프만은 1컵씩 마시고 회사로 출근한다.

나는 컴퓨터 앞에 온종일 앉아있어아 하므로 눈이 상당히 피로해진다. 담배는 하루에 한 갑 정도, 술은 비교적 자주 마시는 편이다.

야채 스프를 마시기 전에는 술을 마셔도 그다지 맛을 못 느꼈는데 야채 스프를 마시기 시작한 뒤로는 술맛을 느낄 수 있게 되었다. 술을 마신 다음 날에도 숙취 같은 것은 없고 기분이 상쾌하다.

이 나이가 되도록 독신이라서 주변에서는 이상하게 생각하기 쉬운데, 이제까지 애인이 생기지 않은 것도 건강하게 보이지 않았던 탓이 아닌가 생각하고 있다.

어드바이스

서양 의학적으로 볼 때 변비에는 3종류가 있다. 이완성의 변비, 경련성의 변비, 그리고 S자결장이 관련된 스트레스성 변비이다.

이완성의 변비라는 것은 전혀 나오지 않는 변비를 말하는 것이다. S자 결장으로부터 대뇌에 대해 신호의 피드백이 잘되지 않음으로서 항문 자체가 열리지 않게 되는 것이다.

괄약근에는 내(內) 항문 괄약근과 외(外) 항문 괄약근이 있는데, 외 항문 괄약근은 수의근이므로 벌리려고 생각하면 벌려지는데, 내 항문 괄약근은 위에 압력이 느껴 뇌로부터의 신호에 따라서 움직이므로 그 메커니즘이 불균형하여 벌어지지 않는 것이다. 아침식사를 거르고 야채 스프만을 마시고 집을 나선다는데, 앞서의 T씨와 마찬가지로, 밥 그릇에 밥을 반 정도 넣고 야채 스프를 부어 전자레인지를 이용하여 죽처럼 해서 먹도록 권하고 싶다. 아침은 가장 활력을 필요로 하는 때이다. 그러므로 에너지의 원천인 탄수화물을 꼭 섭취하도록 하는 것이 좋다.

위궤양의 자취가 사라졌다
재료: 무(잎이 달린).당근. 생강. 연근. 양배추. 율무
N씨 (여.48세) 건강교실 운영

나는 [발바닥건강법]의 교실을 운영하고 있는데, 어떤 사
람으로부터 율무를 넣은 야채 스프에 대한 것을 알게 되었
다. 이 스프를 알기 전에는 일반적으로 알려져 있는 특별
한 무엇을 넣은 스프를 마시고 있었는데, 이 스프는 심장
병의 동풍이 있는 사람은 마시면 안 된다고 해서 누구나
마실 수 있는 야채 스프로 바꾼 것이다. 즉 본서의 저자가
가르쳐 준 야채 스프로 바꾼 것이다.

본래 위궤양의 지병이 있었는데, 발바닥 건강교실을 시
작한 뒤로 이 교실에서 저 교실로 정한 시간 내에 이동하
지 않으면 안 되는 심리적인 압박감과 불규칙적인 식생활
때문에 병이 점점 악화되어 갔다. 이동 중인 차 속에서 주
먹밥을 먹는 것이 일상적이었고, 커피를 한 모금 마셔도

224

시큼한 트림을 하게 되었다. 잠을 자고 있을 때에도 군침이 물을 마시는 때처럼 넘어갔다.

걱정할까 봐 가족에게 병에 대한 것은 말하지 않고 있었지만, 정말로 괴로웠다.

마침내 위에 구멍이 뚫리기 직전의 상태가 되었다. 특히 건강교실을 운영하고 있으면서 이런 생활로는 안 되겠다는 생각에서 점심식사는 반드시 차를 세워하고, 취소한 10분 정도는 휴식을 취하면서 야채 스프를 마시며 발바닥건강법을 병행했다. 이렇게 하는 동안 변을 시원하게 볼 수 있게 되었다.

위 내시경 검사를 한 결과 위궤양의 자리가 깨끗해졌다는 것이다. 나는 좋다는 것은 모두 하고 있었으므로 과연 야채 스프가 효과가 있었는지, 발바닥건강법이 효과가 있었는지 잘 알 수 없다. 하지만 오랫동안 고생한 위궤양이 나은 것만은 확실하다.

또 최근에는 살결이 몹시 좋아졌다. 2년 전쯤만 해도 아침에 집을 나설 때에 화장을 해도 낮 가까이 되면 지워져 버려 하루에 몇 번이고 화장을 다시 하지 않으면 안 되었다. 그것은 단순히 화장법이 좋아진 탓이라고 보지 않는다.

전에는 생각도 못했을 정도로 살결이 고아진 것 같은 생각이 든다. 나는 본래 체력이 약한 편이어서 20년 전에 딸을 낳았을 때 바제도병에 걸리고 말았다. 출산을 한 지 얼마 안 되어 입원하지 않고 통원으로 고치려고 하다가 그만 이 병이 고질병이 되고 말았다. 좋아졌다 나빠졌다 하면서 평생 따라 다니고 있는 것이다.

하지만 감기에는 걸리지 않게 되었다. 야채 스프를 마시고 있기 때문에 저항력이 생긴 것이 아닌가 생각한다.

스프는 2일에 한 번 정도의 비율로 만들고 있다. 냉장고에 넣어도 여름철에는 2일 정도밖에 못 간다. 익숙해지면 따뜻해도 마실 수 있는데, 나는 식힌 것이 더 맛있게 마실 수 있을 것으로 생각한다.

내가 실제로 체험하고 효과를 확인한 야채 스프이므로 한 사람이라도 더 많은 사람에게 권하고 싶다.

어드바이스

바빠서 위궤양이 걸리고 말았다고 하는데, 이것은 스트레스성 위궤양이다. N씨의 경우 〔간울〕이 원인이 되어 〔간극비〕, 즉 간이 비를 해치는 현상이 일어나고 있다.

비가 다운되면 소화기가 약해서 〔기허〕를 일으킨다. 음식물로부터 얻은 이른바 〔수곡의 기〕를 몸 안에 돌릴 수가 없기 때문에 원기가 없어지는 것이다.

최근 살결이 매우 고와졌다고 하는데, 그것은 율무가 효과가 있었던 것으로 생각한다.

율무는 예로부터 거친 살결, 사마귀 제거의 묘약으로 알려져 왔다. 살결이 거칠었던 N씨에게는 상당히 효과가 있었던 것 같다. 일이 바쁠 것으로 생각되지만 야채 스프를 상용함으로써 원기도 생기게 되므로 일도 즐겁게 되므로 부디 계속해 주기 바란다.

야채 스프만으로 당뇨병을 완치했다.
재료: 무(잎이 달린),당근, 생강, 연근, 양배추, 율무
M씨(여,53세) 가정주부

정확히 내가 50세 때였다. 요가 왠지 달콤한 냄새가 난 것이다. 그때에는 별로 신경도 쓰지 않았는데 나중에 걱정이 되어 의사에게 진찰을 받은 결과, 혈당치가 180이나 된다고 주의를 받았다. 본래 단것을 좋아하고 운동부족이 겹친 데다가 남편의 저녁반주에 대작을 하는 사이에 남편과 함께 술을 먹은 탓인지 당뇨병의 일보직전, 진행형이라는 말을 듣게 되고 말았다.

약을 많이 받아왔으나 부작용이 두려워서 복용을 잘 하지 못하고 있었는데 이 같은 사정을 이웃집 부인에게 얘기를 하니 야채 스프를 마셔 보라는 권고를 받았다.

평소에는 안 믿던 하느님을 다급해지니까 매달리는 격인데, 우선 무엇이든 시도해 보려고 마셔 보기로 했다. 마시

228

기 시작한 지 2~3일 후였던 것으로 생각되는데, 배뇨가 갑자기 좋아지고 배변도 시원하게 볼 수 있게 되었다. 어쩌면 무언가 효과가 있는 것이 아닌가 하는 생각에서 기운이 나서 매일 계속해서 마셨다.

이 야채 스프를 마시기 시작한 뒤로는 술도 마시지 않고 버티었다. 1개월 후 신체검사를 해본 결과 믿어지지 않을 정도로 혈당치가 80이 되어 있었다.

의사는 열심히 약을 복용하였기 때문에 좋아진 줄 알고 있었는데, 왠지 사실을 말하기가 난처해서 고맙다는 인사를 하고 돌아왔다. 그 뒤 하루도 거르지 않고 야채 스프를 마시고 있으며, 남편에게도 강제적으로 마시게 하고 있다.

최근에는 감기에 걸려도 약을 복용하지 않고 하루만 누워있으면 깨끗이 낳는다. 오히려 감기에 걸리지 않게 되었다는 말이 적절할지도 모른다. 연령적으로도 갱년기장애가 나타날 때인데 주변 사람들이 시달리고 있는 것과 같은 증상도 없이 활기차게 지내고 있다.

229

혈당치가 180에서 80으로 낮아졌다는 것은 필자로서는 믿어지지 않는다. 당뇨병에 걸린 것이 아니라, 검사 전날에 술을 과음하고 그 술이 남아 있었기 때문이 아닐까 생각한다.

M씨는 청주를 좋아하는 것 같은데, 청주는 당분이 많으므로 과음을 하면 혈당치가 올라가게 된다. 단 것이나 술을 마시고 혈당치를 재면 혈당치가 올라가는 것은 당연하다.

M씨의 경우, 정말로 당뇨병의 우려가 있었는지 아무래도 의문이다. 어쨌든 재검사를 받을 필요가 있다고 생각한다. 검사를 받을 때에는 검사를 받기 이틀 전부터 술을 마시지 않도록 하고 식사도 전날 밤 9시까지 이후에는 먹지 말기를 바란다.

물론 당일에도 아무것도 먹지 말고 검사를 받아야 한다.

만일 당뇨병이라면, 야채 스프만으로 혈당치가 80으로 내려간다는 것은 생각할 수 없다. 다른 무언가가 작용한 것으로 생각된다. 또 약을 많이 받아 돌아왔으나 약의 부작용이 두려워 잘 먹지 않았다고 하는데, 섣부른 생각으로 이와 같은 일을 해서는 절대로 안 된다. 대단히 위험한 경우가 생길 수 있다.

만일 부작용이 두렵다면 의사에게서 납득할 수 있을 때까지 설명을 들어야 한다. 설명을 귀찮게 생각하는 의사라면 병원을 바꾸면 좋다. 어쨌든 자신이 멋대로 판단해서 약을 복용하거나 복용하지 않거나 하는 것은 특히 당뇨병의 경우 대단히 위험한 것이다.

당뇨병의 약을 매일 1정 복용하고 혈당치를 50으로 낮추었다고 한다. 그것으로 안심하고 한 동안 중단하고 있었던 약을 갑자기 복용하기 시작하면 단숨에 혈당치가 100 정도 내려가는 경우가 있는 것이다. 극단적인 경우이지만 지나치게 저혈당인 경우 발작을 일으킨다. 혈당이 50이하가 되면 갑자기 쓰러지게 되고 마는 것이다. 저혈당으로 멍하니 있는 환자에게 설탕 한 줌을 입에 넣어주면 의식을 되찾고, "내가 왜 이곳에 있지?" 하는 정도가 된다. 혈당치가 갑자기 내려가는 것도 대단히 무서운 것이다.

물론 혈당치가 높은 상태가 이어지면 합병증을 불러일으킨다. 눈의 장애, 신장장애 등인데, 이것은 신경세포 가운데에 당의 성분이 굳어감으로써 신경 자체가 이상해져 일어나는 것이다. 막 투과성이 바뀌게 되는 것 같다. 그러므로 야채 스프의 효력을 지나치게 믿지 말고, 지병이 있는 사람은 의사와 상담을 하면서 마시기 바란다.

야채 스프는 어디까지나 질병에 지지 않는 몸을 만들기 위해 마시는 것이지 특정 질병이 낫는 성질의 것이 아니라는 것을 명심해 주기 바란다.

위에 있었던 폴립이 모두 사라졌다.
재료: 순무. 무 .파슬리. 오이. 쑥
H씨(남. 5세) 회사임원

    야채 스프를 좋아해서 마신지 1년 정도가 된다. 정확하게 1년 정도 전에 사내 의료센터에서 검진한 결과, 위에 폴립이 생겼다는 것이 X레이 촬영에서 나타났다는 말을 듣고 징밀검사를 받도록 지시를 받았다. 별로 자각증상은 없었으나 혹시 암이 아닌가 걱정이 되었다. 지난 해 모친이 암으로 세상을 떠났기 때문이다.

    암은 유전한다는 말을 들어 알고 있었기 때문에 곧바로 대학병원으로 가서 위 내시경 검사를 받았다. 검사결과는 작은 것과 중간 정도의 것을 합쳐서 9개의 폴립이 생기고 있다는 것이었다.

    "지금 현재로서는 악성은 아닌데 내버려두면 악성이 될 가능성이 높다. 어쨌든 식사요법과 약으로 상황을 보자"는 말을 의사로부터 들었다. 그 순간, 나는 온몸의 핏기가 가시는 것 같았다. 각오를 했다고 하지만, '이 나이에 이런 병에 걸리다니…' 하는 생각이 들면서 비참한 심정이었다.

하지만 돌아와 아내에게 결과를 애기했더니 별로 걱정스러운 표정도 없이 "악성이 아니라서 다행이다."는 말뿐이었다.

그러나 이튿 날이 되자 아내는 어디서 야채 스프에 대한 애기를 들었는지 야채 스프를 구해다 주었다. 이것이 야채 스프와의 첫 만남이다. 겉으로는 놀라는 기색도 없이 말하면서 곧바로 야채 스프를 구해다 준 아내의 정성에 고마움을 이루 다 말할 수 없다.

그 뒤로는 매일 아침저녁으로 2컵의 야채 스프를 계속 마셨다. 처음에는 맛이 이상했는데 익숙해지자 제법 괜찮았다. 아내에게 나중에 들은 애기로는 된장찌개나 국에도 야채 스프를 넣었다고 했다. 그 애기를 들었을 때에는 가슴이 뿌듯했다. 그리고 3개월 뒤, 다시 한번 대학병원에서 검사를 받아본 결과 담당의사도 깜짝 놀라며 "이상 없다"는 말을 듣게 되었다. 폴립이 모두 없어진 것이다. 정신적으로는 조금 위축이 되고 있었고, 육체적인 고통은 단지 검사 때문이었지만 정말 야채 스프 덕택에 이렇게까지 회복한 것이다. 다시금 매일 야채 스프를 계속해서 만들어 준 아내에게도 진심으로 감사한다.

폴립이 생기는 메커니즘은 아직 잘 알려져 있지 않는데, 위에 폴립은 대장의 폴립과 달리 악성종량이 될 확률이 현재로는 낮은 것으로 알려져 있다. 물론 위에 점막 자체가 일어나고 있는 경우에는 악성종양이 될 우려가 있는데, 줄기가 있는 폴립이라면 그럴 염려는 없다.

한방에서는 폴립이 악성이 되지 않도록 하기위해 몸의 상태를 절하는 것부터 치료를 시작한다. 하지만 H씨처럼 많이 있었던 폴립이 어떻게 3개월 만에 깨끗이 사라졌는지 현재의 의학으로 판단이 서지 않는다. 다만 앞에서도 말한 바와 같이 한방의 방식으로 말한다면 몸의 상태를 조절함으로써 질병이 낫거나 폴립이 없어진 것 같은데, 이러한 일은 이상한 현상이 아닌 것이다. 앞으로도 몸의 컨디션 유지를 위해 부인과 함께 야채 스프를 계속 마시도록 권한다.

놀랄 정도로 살결이 매끄러워졌다.
재료: 잎이 달린 무, 당근, 생강, 연근, 양배추, 율무
L씨(여.25세) 미용실 근무

    고교에 입학한 뒤부터 얼굴에 여드름이 생기기 시작했
다. 당시는 청춘의 심벌 정도로 생각하고 부모도 "성인이
되면 없어지는 것이니까 걱정할 필요가 없다"고 말씀하셨
다. 그러나 고교를 졸업하고 미용전문학교에 입학했는데,
그곳에는 같은 또래의 학생들이 많았는데도 여드름 따위가
있는 사람은 나 외에 한 사람도 없었다.

    고교시절에 비해서 여드름이 더욱더 많아진 것 같은 생
각이 들었다. 결혼 적령기였는데도 자신의 얼굴을 거울에
비추어 보는 것조차도 괴로웠다. 화장도 할 수 없는 자신
이 더욱 싫어졌다.

    어떻게든 깨끗한 살결을 만들어 보려고 화장수를 이것저
것 바꾸어서 써 봤고, 온천수를 사서 매일 세수할 때 사용

하는 등, 노력해 보았는데 아무런 효과도 없었다. 미용사가 되려는 내가 이렇게 흉한 모습을 하고 있으면 손님에게 죄송하고 경원당하는 것이 아닌가 하는 생각마저 들면서 공부에 열을 낼 수 없게 되었다.

그런 어느 날, 미용학교의 선생님이 나를 불러서 언제부터 여드름이 생기기 시작했는지, 몸의 상태는 괜찮은지 등 여러 가지로 걱정을 해주었다. 그리고 나에게 권한 것이 바로 야채 스프였다.

설마 야채 스프로 낫겠느냐는 생각도 했지만, 그때에는 지푸라기라도 잡고 싶은 심정이었으므로 매일 아침저녁 2컵씩 야채 스프를 마시기 시작하였다. 그 때가 겨울이라 만드는 것도 큰일이고 무엇보다도 무 잎을 구하기가 힘들어 곤란했는데, 어머니가 말린 무 잎을 구해다 주셔서 문제를 해결했다. 표고버섯은 말린 것을 가게에서 사다가 그것을 엮어 햇볕에 말려서 사용했다. 또 내열성의 유리냄비를 사용했다.

마시기 시작한 지 3일째에 변을 시원하게 보게 되어 놀랐다. 본래 배변이 매일 있는 편이 아니었으므로 그 시원하고 상쾌한 기분은 이루 말할 수 없는 것이었다. 1개월이 지나자, 여드름이 없어진 것 같은 생각이 들었다. 나는 가슴이 뛰고 어쩌면 나을지도 모른다는 생각에 집에 있을 때에는 차 대신 마시기로 했다.

그리고 2주일이 지날 무렵 마침내 여드름이 사라진 것이다. 몇 년이나 고민하고 있었던 것이 2개월도 채 지나기 전에 깨끗이 낫게 됨은 물론 믿어지지 않을 정도로 살결이 매끄러워져서 학교의 동료 가운데서 가장 예쁘다고 생각될 정도가 되었다. 그리하여 나의 흉한 모습을 알고 있던 동료들이 모두 야채 스프를 마시기 시작했다.

곧바로 미용학교의 선생님에게 보고하자 몹시 기뻐하며 좋은 미용사가 되도록 더욱 노력하라고 격려해 주셨다. 덕택에 공부에도 열성을 기울이게 되었고 무사히 졸업을 해 훌륭한 미용실에 취직할 수 있게 되었다.

어드바이스

여성의 몸은 남성과 달리 매우 복잡하다. 생물학적으로도 여성에게서 남성이 분화했다고 할 정도이다. 또 여성에게는 남성이 모르는 생리에 관련된 증상이 많이 있다.

L씨는 고교시절부터 여드름에 시달렸다고 하는데, 이것은 황체호르몬과 난포호르몬의 균형이 무너지고 있었기 때문일 것이다.

사춘기에는 자주 있는 일이지만, L씨의 경우는 그 균형이 좀처럼 원상태로 되돌아가지 않았기 때문에 생긴 것으로 생각된다.

또 변비도 있었던 것 같은데, 이것은 한방에서 말하는 〔어혈(瘀血)〕이 원인이다.

〔어혈〕이라는 것은 피의 흐름이 지체되고 오염된 피가 고이기 때문에 생기는 것이다. 그러므로 그것이 개선되기만 하면 몸의 상태도 조절이 되고 질병도 낫게 될 것이다.

야채 스프를 마시기 시작하면서 미각의 변화가 생겨, 싱겁고 담백한 맛을 좋아하게 된 것 같다. 그 미각의 변화에 따라서 영양의 균형도 잡힌 것이다. 앞으로도 건강유지를 위해 야채 스프를 거르지 말고 계속 마시기 바란다.

저자 **하야시 데루하끼**

오사카 대학 의학학 졸업
경희대학교 한의학 졸업
일본에서 '생명연구소', '건강상담소'
운영

역자 **조동찬**

경희대 한의학 졸업
현재 한의사

야채 스프의 효능

인쇄일	2022년 3월 21일
발행일	2022년 3월 23일
저 자	하야시 데루하끼
역 자	조동찬
발행처	도서출판 청연
신고번호	제2001-000003호
주 소	서울시 금천구 독산동 967번지 2층
전 화	(02) 866-9410
팩 스	(02) 855-9411
이메일	chungyoun@naver.com